Medische beslissingen rond het levenseinde

Rapport van de Commissie onderzoek medische praktijk inzake euthanasie

Sdu Uitgeverij Plantijnstraat,
's-Gravenhage 1991

ISBN 90 39 90124 4 (2 delen)

Inhoudsopgave

DEEL I

Inleiding

Taak en samenstelling van de commissie

I

Dit rapport bevat het verslag van de werkzaamheden van de commissie onderzoek medische praktijk inzake euthanasie en de beoordeling van de uitkomsten van het in opdracht van de commissie verrichte onderzoek van het Instituut Maatschappelijke Gezondheidszorg van de Faculteit der Geneeskunde en Gezondheidswetenschappen van de Erasmus Universiteit Rotterdam met medewerking van het Centraal Bureau voor de Statistiek. Het resultaat van het hier bedoelde onderzoek is opgenomen in een afzonderlijke publikatie, hierna te noemen: onderzoeksrapport. De commissie is ingesteld bij besluit van 17 januari 1990 door de minister van Justitie en de staatssecretaris van Welzijn, Volksgezondheid en Cultuur. Zij kreeg tot taak aan beide genoemde bewindspersonen rapport uit te brengen over de stand van zaken met betrekking tot de praktijk van handelen en nalaten door een arts dat leidt tot het levenseinde van een patiënt, al dan niet op diens uitdrukkelijk en ernstig verzoek.

De instellingsbeschikking is opgenomen in bijlage A bij dit rapport. In die bijlage is verder opgenomen de rede van de minister van Justitie, uitgesproken mede namens de staatssecretaris van Welzijn, Volksgezondheid en Cultuur ter gelegenheid van de installatie van de commissie op 13 februari 1990, alsmede de antwoordrede van de voorzitter, prof.mr. J. Remmelink (beide redes zijn gepubliceerd in de Staatscourant 1990, nr. 31).

De commissie was als volgt samengesteld:

voorzitter:

Prof.mr. J. Remmelink	Procureur-Generaal bij de Hoge Raad der Nederlanden, emeritus-hoogleraar strafrecht aan de Vrije Universiteit

leden:

mw.dr. E. Borst-Eilers	Vice-voorzitter van de Gezondheidsraad
prof.dr. S.A. de Lange	Emeritus-hoogleraar neurochirurgie aan de Erasmus Universiteit Rotterdam
prof.drs. J.J.M. Michels	Emeritus-hoogleraar verpleeghuisgeneeskunde aan de Katholieke Universiteit Nijmegen
prof.mr. T.M. Schalken	Hoogleraar strafrecht en straf-procesrecht aan de Vrije Universiteit Amsterdam
prof.mr.dr. C.J.M. Schuyt	Hoogleraar in de sociale wetenschappen, i.h.b. vraagstukken van maatschappelijke verdeling en rechtvaardigheid aan de Rijksuniversiteit Utrecht en tot 1 september 1990 hoogleraar empirische sociologie aan de Rijksuniversiteit Leiden

adviserende leden

prof.drs. J. van Londen	Voorzitter van de Nationale Raad voor de Volksgezondheid en tot1 april 1991 Directeur-Generaal van de Volksgezondheid van het Ministerie van Welzijn, Volksgezondheid en Cultuur
mr. D. van Dijk	Directeur-Generaal Wetgeving van het Ministerie van Justitie

secretaris

mr. A. Kors	Raadadviseur bij de Stafafdeling Wetgeving Publiekrecht van het Ministerie van Justitie

adjunct-secretaris

mr.drs. W.H.B. den Hartog Jager	Gerechtsauditeur bij de Hoge Raad der Nederlanden

Werkwijze 2

In artikel 3 van de instellingsbeschikking is vastgesteld dat de commissie ten behoeve van haar taak aan een derde opdracht zou geven een onderzoek te verrichten dat gericht zou zijn op het verwerven van inzicht in de medische praktijk van levensbeëindigend optreden (handelen of nalaten) en in de factoren die daarbij een rol spelen. Het hier bedoelde onderzoek is verricht door het Instituut Maatschappelijke Gezondheidszorg (hierna: IMGZ) van de Faculteit der Geneeskunde en Gezondheidswetenschappen van de Erasmus Universiteit Rotterdam met medewerking van het Centraal Bureau voor de Statistiek. Bij brief van 11 mei 1990 zond de voorzitter van de commissie aan de minister van Justitie en de staatssecretaris van Welzijn, Volksgezondheid en Cultuur de concept-onderzoeksopdracht en het bijbehorend onderzoeksplan. De minister van Justitie zond het concept voor de te verstrekken opdracht nog dezelfde dag door naar de Voorzitter van de Tweede Kamer der Staten-Generaal, ten einde de Tweede Kamer in staat te stellen over de onderzoeksopdracht haar oordeel kenbaar te maken (zie Kamerstukken II 1989-1990, 21 300-VI nr. 22, opgenomen als bijlage C bij dit rapport).

Op 31 mei 1990 vond tussen de twee betrokken bewindslieden enerzijds en de vaste commissie voor Justitie en voor de Volksgezondheid anderzijds overleg plaats over de concept-onderzoeksopdracht. Het verslag van dit mondeling overleg is opgenomen in Kamerstukken II, 1989-1990, 21 300 IV nr. 24. Dit verslag is in de Tweede Kamer besproken op 13 juni 1990 (Hand. II 1989-1990, 77-4314-77-4320). Op 14 juni 1990 verwierp de Tweede Kamer de motie-Kohnstamm c.s. (Kamerstukken II, 1989-1990, 21 300 VI nr. 25), welke motie ertoe strekte het beoogde onderzoek te beperken tot een onderzoek naar de omvang en aard van de praktijk van het opzettelijk levensbeëindigend handelen door een arts, op uitdrukkelijk en ernstig verzoek van de patiënt. Met deze verwerping gaf de overgrote meerderheid van de Tweede Kamer te kennen de keuze van de commissie om een breed opgezet onderzoek te doen verrichten naar de stand van zaken met betrekking tot de praktijk van handelen of nalaten door een arts dat tot doel heeft het levenseinde van een patiënt te bespoedigen, al dan niet op diens uitdrukkelijk verzoek, te ondersteunen. De opdracht aan het IMGZ is vervolgens verstrekt en neergelegd in een overeenkomst, getekend door prof.mr. J. Remmelink, voor de commissie, en door prof.dr. P.J. van der Maas, voor het IMGZ. Laatstgenoemde, hoogleraar maatschappelijke gezondheidszorg aan de Faculteit der Geneeskunde en Gezondheidswetenschappen van de Erasmus Universiteit Rotterdam, is opgetreden als projectleider van het onderzoek.

Ter begeleiding van het onderzoek heeft de commissie ingesteld een subcommissie Onderzoeksopzet Medische Beslissingen Levenseinde. Voorzitter van deze subcommissie was het lid van de commissie prof.dr. C.J.M. Schuyt. De samenstelling van de subcommissie is opgenomen in bijlage D.

Volgens artikel 6 van de instellingsbeschikking zal de opdrachtnemer regelmatig en met inachtneming van hetgeen in het onderzoeksplan is vastgelegd, de commissie op de hoogte houden van de stand van zaken van het onderzoek. Ter uitvoering van deze opdracht heeft de commissie besloten dat de projectleider van meet af aan de vergaderingen van de commissie zou bijwonen. Op deze wijze is de commissie door prof. Van der Maas bij voortduring op de hoogte gehouden van iedere stand van het onderzoek. Daarnaast werd de commissie elke vergadering door prof. Schuyt en door prof. Van der Maas geïnformeerd over hetgeen in de subcommissie was besproken. Uit het bovenstaande moge duidelijk zijn dat de commissie steeds zeer nauw betrokken is geweest bij de opzet, de uitwerking van de onderdelen en de voortgang van het onderzoek. Omgekeerd is de projectleider ook betrokken geweest bij de opstelling van het rapport van de commissie, zodat gezegd kan worden dat er sprake is geweest van een uitstekende samenwerking tussen de commissie en de onderzoekers.

De commissie heeft dankbaar gebruik gemaakt van de haar in artikel 7 van de instellingsbeschikking toegekende bevoegdheid om, indien zij zulks in het belang van haar werkzaamheden zou achten, zich te doen voorlichten door daarvoor naar haar oordeel in aanmerking komende personen en instanties. In bijlage B bij dit rapport is een volledig overzicht van deze personen en instanties opgenomen. Afzonderlijke vermelding verdient hier wel de voorlichting die de commissie enkele malen mocht ontvangen van een delegatie van de Koninklijke Nederlandsche Maatschappij tot bevordering der Geneeskunst (KNMG). Eveneens wordt hier vermeld de bijdrage aan de gedachtenwisseling over de opzet van het onderzoek van prof.dr.W. Begeer, Directeur-Generaal van het Centraal Bureau voor de Statistiek. Dit laatste in verband met een van de vitale onderdelen van het gehele onderzoek, te weten de steekproef uit afzonderlijke sterfgevallen via de vastlegging van doodsoorzaken door het Centraal Bureau voor de Statistiek (CBS). Aan het adres van de hierboven vermelde personen alsook van degenen die hier niet afzonderlijk zijn vermeld, wil de commissie uitspreken dat zij zeer erkentelijk is voor de bijdragen die de betrokkenen aan de gedachtenvorming binnen de commissie over de onderhavige problematiek hebben geleverd.
Conform de opdracht in artikel 7 van de instellingbeschikking heeft de commissie zich doen voorlichten door de Geneeskundige Inspectie van de Volksgezondheid en het Openbaar Ministerie. Het leek de commissie het meest praktisch om hiertoe een delegatie van de Landelijke Overleggroep Openbaar Ministerie en het Staatstoezicht voor de Volksgezondheid uit te nodigen. Deze delegatie bestond uit de voorzitter en de vice-voorzitter van de overleggroep, mr. H. Addens, procureur-generaal bij het gerechtshof te Leeuwarden en W.J.Chr. van Gestel, arts, toenmalig geneeskundig hoofdinspecteur van de volksgezondheid. Ook dezen is de commissie veel dank verschuldigd voor hun bijdragen aan de gedachtenvorming.

Opzet van het onderzoek 3

Volgens artikel 5 van de instellingsbeschikking zou het onderzoek in het bijzonder een inzicht moeten bieden in de relatie tussen de levensbeëindiging enerzijds en de geschiedenis van de medische behandeling, de context van de medische behandeling, alsmede de alternatieven voor het levensbeëindigend handelen of nalaten anderzijds. Deze opdracht is gedetailleerd uitgewerkt in onderdeel 4 van de onderzoeksopdracht. Kort weergegeven houdt een en ander het volgende in. Bij het uitwerken van de opzet van het onderzoek zou rekening moeten worden gehouden met ten minste drie kenmerken van de vraagstelling. Het eerste kenmerk betreft het vereiste van een zorgvuldige begripshantering; het tweede het streven naar een zo betrouwbaar mogelijke kwantificering en het derde het verkrijgen van inzicht in de beslissingen en in de achtergronden daarvan. Om een betrouwbaar inzicht te verkrijgen in deze kenmerken zijn meerdere onderzoekmethoden toegepast. Als gevolg daarvan bestond het onderzoek uit de volgende onderdelen:

a. een retrospectief interview-onderzoek bij artsen;
b. een prospectief onderzoek bij dezelfde artsen;
c. een steekproef uit sterfgevallen via de registratie van doodsoorzaken door het Centraal Bureau voor de Statistiek (CBS);

Het onder a bedoelde onderzoek werd verricht bij een steekproef, getrokken uit huisartsen, verpleeghuisartsen en specialisten, afkomstig uit die specialismen waarin regelmatig medische beslissingen rond het levenseinde aan de orde zijn. Het betreft hier de volgende specialismen: inwendige geneeskunde, longziekten, cardiologie (hart- en vaatziekten), neurologie (ziekten van het zenuwstelsel) en heelkunde.
In de loop van het onderzoek kwam de wenselijkheid naar voren om, gelet op een verantwoorde rapportage, eveneens als methode van onderzoek op te nemen het voeren van aanvullende gesprekken met zogenoemde sleutelfiguren. Dit heeft geleid tot een vierde onderdeel van het onderzoek. Deze gesprekken dienden ertoe om een inzicht te krijgen in de praktijk van en de opvattingen bij kleine, maar in het kader van medische beslissingen rond het levenseinde belangrijke categorieën: zwaar defecte pasgeborenen, oude kinderen met zeer ernstige ziekten, psychiatrische patiënten (met een uitgesproken doodsverlangen) en AIDS-patiënten.

De commissie merkt nog op, dat zij heeft afgezien van een onderzoek als hierboven omschreven onder de verpleegkundigen, hoewel deze laatsten niet zelden bij de besluitvorming over (soms ook bij de daadwerkelijke uitvoering van) medische beslissingen rond het levenseinde worden ingeschakeld. De voornaamste reden is, dat zulks gelet op de voor het onderzoek beschikbare tijd niet mogelijk was. Anderzijds hebben de onderzoekers bij het interviewen van de artsen ruime aandacht aan de betrokkenheid van de verpleging geschonken, zoals uit het onderzoeksrapport blijkt.

In het onderzoeksrapport wordt uitgebreid verslag gedaan van de uitkomst van de bovenbedoelde onderdelen van het onderzoek. De commissie merkt op deze plaats op dat zij van mening is dat de uitvoering van de genoemde onderdelen van het onderzoek op technisch juiste en wetenschappelijk verantwoorde wijze is geschied. Aan de beoordeling van de uitkomsten van het onderzoek komt de commissie verderop in dit rapport toe. De commissie constateert hier dat naar haar mening de doelstelling van het onderzoek: rapporteren over de stand van zaken met betrekking tot de medische praktijk inzake levensbeëindigend optreden, is verwezenlijkt. Met de voltooiing van het onderzoek zijn exacte gegevens van een representatief onderzoek beschikbaar gekomen. In zijn publikatie "Actieve euthanasie als sociologisch probleem" uit 1975 signaleerde prof. F. van Heek het ontbreken van dergelijke gegevens reeds als een ernstig gemis. Voor een zinvolle maatschappelijke en politieke discussie over de medische levensbeëindiging is inzicht in de feitelijke werkelijkheid noodzakelijk. Het onderzoeksrapport bevat deze feitelijke werkelijkheidsbeschrijving en verschaft daarmee dat inzicht. Dat is een grote wetenschappelijke en maatschappelijke verdienste, nog los van de vraag hoe de politieke besluitvorming over het onderwerp van dit onderzoek zal plaatsvinden.

De commissie meent dat op deze plaats gewag dient te worden gemaakt van de zeer hoge respons van de artsen bij de verschillende onderdelen van het onderzoek. Afgezien van de verheugend hoge respons is er ook sprake van een zeer hoge kwaliteit van de gegeven medewerking. Deze beide factoren: de grote kwantiteit en de hoge kwaliteit hebben in zeer belangrijke mate bijgedragen aan het welslagen van dit onderzoek. De commissie heeft voorts grote waardering voor de wijze waarop de onderzoekers, van wie de commissie de projectleider prof. dr. P.J. van der Maas hier met name wil noemen, het onderzoek hebben uitgevoerd.

Terminologie 4

De term euthanasie wordt in de wetgeving, anders dan in de rechtsliteratuur, niet gedefinieerd. In het normale spraakgebruik blijkt zij door degenen die haar gebruiken voor verschillende situaties te worden gebezigd. Zo ook door artsen. De commissie is zich van meet af aan terdege bewust geweest van de noodzaak om bij dit onderzoek een zo zuiver mogelijk begrip te hanteren. Als werkdefinitie hebben de onderzoekers en de commissie gekozen voor de definitie die de Staatscommissie Euthanasie in haar eindrapport uit 1985 heeft gegeven, te weten euthanasie is het opzettelijk levensbeëindigend handelen door een ander dan de betrokkene, op diens verzoek. Het gaat er bij dit onderzoek echter om alle mogelijke medische beslissingen die het leven kunnen bekorten in kaart te brengen. Met het oog daarop is gekozen voor de neutrale, beschrijvende term: medische beslissingen rond het levenseinde. Hiermee worden alle situaties aangeduid waarin artsen beslissingen nemen die (mede) tot doel hebben het lijden te beëindigen door het levenseinde van de patiënt te bespoedigen of waarin ten minste rekening moet worden gehouden met de waarschijnlijkheid van bespoediging van het levenseinde. Ook het verstrekken van euthanatica aan een ernstig zieke patiënt die door zelfdoding een eind aan zijn leven wil maken, valt eronder. In dit geval is het verschil met euthanasie in de zojuist beschreven zin trouwens heel gering. Anderzijds vallen medische handelingen, waarbij de waarschijnlijkheid van bespoediging van het levenseinde niet aan de orde is, niet onder de term "medische beslissingen rond het levenseinde". De commissie is zich ervan bewust dat in de instellingsbeschikking wel wordt gesproken over "levensbeëindigend optreden (handelen of nalaten)" (artikel 4), maar zij is van mening dat daarmee slechts kan worden gedoeld op levensbeëindigend optreden in de hierboven beschreven zin. Bij een andere, ruimere, interpretatie zouden ook dodelijke complicaties van medisch handelen en medische fouten onder het genoemde begrip vallen, hetgeen volgens de commissie nooit de bedoeling kan zijn geweest.

Een zo zuiver mogelijke begripshantering heeft naar de mening van de commissie ertoe geleid dat een werkelijk inzicht is verkregen in de verschillende beslissingssituaties van doelbewust levensbeëindigend optreden, met inbegrip van actieve directe levensbeëindiging op verzoek van een patiënt (euthanasie).

DEEL II

Beschouwingen

De omvang van medische beslissingen rond het levenseinde 5

De onderzoeksopdracht (zie bijlage C) hield allereerst in dat de doelstelling van het onderzoek was om te komen tot een verantwoorde schatting van het aantal gevallen van levensbeëindigend handelen of nalaten op verzoek, waarbij onderscheid gemaakt kan worden in euthanasie, in de toediening van steeds hogere doses van middelen ter pijn- en symptoombestrijding en in het staken of het niet beginnen van een levensverlengende behandeling. Daarnaast zou een verantwoorde schatting gemaakt moeten worden van het aantal gevallen van bewust levensbeëindigend handelen of nalaten niet op verzoek, in de medische praktijk. Deze opdracht sluit aan bij het uitgangspunt van het Regeerakkoord 1989 dat er geen werkelijk inzicht bestaat in de omvang van de medische euthanasiepraktijk.

5.1. Euthanasie

De commissie constateert dat het onderzoeksrapport een feitelijk inzicht biedt in de materie waarover in de maatschappij, met inbegrip van de politiek, veelal veronderstellenderwijs en soms ook in abstracties wordt gesproken. De uitkomst van het onderzoek is dat in ons land jaarlijks ongeveer 2300 patiënten door de uitvoering van euthanasie sterven. In ongeveer 1550 gevallen geschiedt de uitvoering van euthanasie door de huisarts. De commissie merkt ten aanzien van deze omvang allereerst op dat, zoals uit het onderzoeksrapport blijkt, deze laatste uitkomst overeenkomt met het vrijwel tegelijkertijd gedane onderzoek van de inspecteur van de volksgezondheid Van der Wal waarvan de resultaten zijn gepubliceerd in drie achtereenvolgende afleveringen van Medisch Contact van februari 1991.

Het aantal gevallen van hulp bij zelfdoding wordt in het onderzoeksrapport geschat op bijna 400 per jaar. Hulp bij zelfdoding wordt opgevat als het opzettelijk verlenen van hulp bij levensbeëindigend handelen door de betrokkene op diens verzoek. In vrijwel alle gevallen gaat het om hulp bij zelfdoding, verleend door de huisarts. Het verschil met euthanasie is hierin gelegen dat de arts bij hulp bij zelfdoding de patiënt het middel laat innemen, terwijl hij bij euthanasie het middel zelf toedient. In beide gevallen is de levensbeëindiging beoogd; alleen in de technische uitvoering is er verschil. Voor de beschouwingen van de commissie over de aard en de context van de medische beslissingen rond het levenseinde en ook anderszins is het verschil tussen beide echter niet relevant. In verband hiermee zal de hulp bij zelfdoding verderop in dit rapport niet meer afzonderlijk ter sprake komen.

De conclusie dat het aantal gevallen van euthanasie, in de strikte betekenis van dit woord, ongeveer 2300 bedraagt, is gebaseerd op de uitkomst van de drie onderdelen van het onderzoek:

a. het verslag van interviews onder ruim 400 artsen;
b. het verslag van het prospectieve onderzoek betreffende ruim 2000 actuele sterfgevallen (onder de respondenten van de onder a bedoelde interviews);
c. het verslag van een onderzoek betreffende ruim 5000 van de sterfgevallen waarover het CBS informatie ontvangt ten behoeve van de doodsoorzakenregistratie.

De gedachte van de commissie en de onderzoekers destijds om, naast de hierboven vermelde onderdelen a en b van het onderzoek, ook een steekproef te doen trekken uit afzonderlijke sterfgevallen via de vastlegging van doodsoorzaken door het Centraal Bureau voor de Statistiek, is, zo blijkt nu, een uitermate gelukkige overweging geweest. Vergelijking van de uitkomsten van de steekproef en de uitkomsten van de twee genoemde onderdelen van het onderzoek door het IMGZ toont aan dat beide onderzoeken elkaar op frappante wijze ondersteunen.

De commissie meent dan ook te kunnen concluderen dat thans op basis van wetenschappelijk onderzoek het aantal euthanasiegevallen in ons land ongeveer het zoëven genoemde aantal van 2300 per jaar bedraagt. Hierbij tekent de commissie aanstonds aan dat dit getal beduidend lager is dan algemeen wel wordt aangenomen. In sommige publikaties en hier en daar in de media worden getallen van 5000 en zelfs 20000 genoemd.
Het kaal getal van 2300 zegt op zichzelf genomen nog niet veel over de praktijk van medisch levensbeëindigend handelen op uitdrukkelijk verzoek van de patiënt, zoals uit de beschouwingen van de commissie verderop in dit rapport nog zal blijken. Vooruitlopend hierop merkt de commissie op dat de hier bedoelde gevallen volgens haar kunnen worden beschouwd als gevallen waarin er sprake is van onaanvaardbaar zwaar lijden in een uitzichtloze noodsituatie. Dit laatste geldt evenzeer voor de gevallen van hulp bij zelfdoding, waarvan thans is vastgesteld dat deze bijna 400 keer voorkomen in Nederland.

In Nederland sterven jaarlijks ongeveer 130.000 mensen. In één derde van de gevallen is er bij het overlijden geen enkele medische beslissing aan de orde (ongevallen, plotselinge dood door hart- en vaatlijden, e.d.). In twee derde van de gevallen is aan het sterven een ziekteproces van kortere of langere duur voorafgegaan. Uit het onderzoeksrapport blijkt dat in ruim de helft van deze gevallen, d.w.z. bij ongeveer 49.000 patiënten, de behandelend arts op een gegeven moment een beslissing heeft genomen, waarbij hij tenminste rekening heeft gehouden met de waarschijnlijkheid dat daardoor het levenseinde werd bespoedigd. Het gaat daarbij om de volgende typen beslissingen:
- het staken of niet beginnen van een mogelijk nog levensverlengende behandeling (in het eindstadium van een dodelijke ziekte);
- het opvoeren van de dosis medicatie ter bestrijding van pijn of andere symptomen (in de stervensfase), met als neveneffect een geringe levensbekorting;

  en
- het actief beëindigen van het leven met zogenoemde thanatische middelen.

Van de hierboven bedoelde ongeveer 49.000 medische beslissingssituaties maken de 2300 euthanasiegevallen ongeveer 5 procent uit. Berekend op alle 130.000 sterfgevallen in Nederland is het aantal gevallen van euthanasie 1,8 procent.

5.2 Het nalaten van een levensverlengende behandeling op verzoek

Een arts heeft voor het instellen of voortzetten van een behandeling altijd de toestemming van de patiënt nodig. Dit beginsel zal in de toekomst ook in de wet worden vastgelegd. Volgens het bij de Tweede Kamer aanhangige wetsvoorstel inzake de geneeskundige behandelingsovereenkomst zal in artikel 1653d, eerste lid, van het Burgerlijk Wetboek worden bepaald dat voor verrichtingen ter uitvoering van een behandelingsovereenkomst telkens de toestemming van de patiënt is vereist (Kamerstukken II, 1989-1990, 21 561).
Indien een patiënt een medische behandeling weigert of aan een arts vraagt

om een medische behandeling te staken, kan het gevolg van deze beide beslissingen zijn dat het leven wordt bekort. Dit laatste kan het doel van de patiënt zijn als hij het bewuste verzoek doet. Uit het onderzoeksrapport blijkt dat naar schatting zo'n 5800 patiënten per jaar hun arts vragen een medische behandeling te staken dan wel deze behandeling niet te beginnen (mede) met het doel het levenseinde te bespoedigen. Uit het onderzoeksrapport blijkt verder dat ongeveer de helft van alle artsen wel eens met een dergelijke wens is geconfronteerd. Het gaat ook hier weer grotendeels om patiënten die aan een ongeneeslijke vorm van kanker lijden. In vrijwel geen enkel geval kan gezegd worden dat de patiënt niet in staat was zijn situatie te overzien en over die situatie niet op adequate wijze een besluit kon nemen. De redenen waarom de patiënt vroeg om de behandeling niet te beginnen of te staken waren, volgens de artsen, de belasting door de therapie (de meest voorkomende reden), ontluistering, levensmoeheid en (het gevoel van) totale afhankelijkheid. De behandelend arts pleegt, indien een hier bedoeld verzoek tot hem wordt gericht, toch nog, in verschillend opzicht, overleg met een collega of met de verpleging, hoewel dit strikt genomen niet noodzakelijk is.
Ten slotte wordt hier nog vermeld dat het besluit van de patiënt om af te zien van verdere behandeling kan inhouden, dat de patiënt te kennen geeft dat de arts in voorkomend geval moet afzien van reanimatie.

5.3 Het bewust levensbeëindigend handelen zonder uitdrukkelijk verzoek

In het onderzoeksrapport is op grond van de gegevens uit het sterfgevallenonderzoek en het prospectief onderzoek een schatting gemaakt van het aantal gevallen waarin een arts een middel voorschrijft, verstrekt of toedient met het bewuste doel het levenseinde te bespoedigen terwijl de patiënt geen uitdrukkelijk verzoek heeft gedaan. Een schatting van deze gevallen is op grond van de interviewgegevens niet goed te maken. Indien de informatie uit de drie deelonderzoeken echter zo goed mogelijk wordt gecombineerd, kan de conclusie worden getrokken dat zich in Nederland jaarlijks ruim 1000 van de hier bedoelde gevallen voordoen (0,8 procent van alle sterfgevallen).
In ruim de helft van deze gevallen had er wel overleg met de patiënt plaatsgevonden of had de patiënt wel ooit de wens tot bespoediging van het levenseinde kenbaar gemaakt. In enige honderden gevallen was er geen overleg met de patiënt of van een ooit eerder gedaan verzoek van de patiënt tot bespoediging van het levenseinde. Zoals in het onderzoeksrapport wordt opgemerkt, betrof het in vrijwel alle gevallen ernstig zieke en stervende patiënten die kennelijk zwaar leden en niet meer in staat waren hun wil kenbaar te maken.
De commissie zou het hierboven bedoelde handelen van de arts willen bestempelen als het verlenen van stervenshulp. In vrijwel alle gevallen betrof het patiënten in de terminale fase, hetgeen ook blijkt uit de geschatte levensbekorting: veelal korter dan een week. De rechtvaardiging voor het levensbeëindigend handelen van de arts is volgens de commissie gelegen in de omstandigheid dat het lijden van de patiënt ondraaglijk is geworden en dat volgens strikte medische maatstaven het leven van de patiënt als opgegeven moet worden beschouwd. De dood zou in nagenoeg alle gevallen, ook zonder het handelen van de arts, snel zijn gekomen.

In een aantal gevallen, zo blijkt uit het onderzoeksrapport, heeft in de hierboven bedoelde gevallen geen overleg over de besluitvorming met een collega of met de familie plaatsgevonden. In een gering aantal gevallen zou wel overleg met de patiënt zelf mogelijk zijn geweest. Eveneens in een gering aantal gevallen werd de levensbekorting geschat op meer dan een half jaar en verkeerde de patiënt naar het oordeel van de arts dus kennelijk niet in de terminale fase.

De commissie is van mening dat met het oog op een zorgvuldige besluitvorming een arts, ook in het kader van het verlenen van stervenshulp, de procedure van besluitvorming zal moeten volgen die geldt voor de gevallen van actieve levensbeëindiging op verzoek, met inbegrip van alle in acht te nemen zorgvuldigheidseisen. Zij verwijst in dit verband naar de aanbevelingen aan het eind van dit rapport.

5.4. Het nalaten van een levensverlengende behandeling zonder uitdrukkelijk verzoek

Naast de gevallen van het niet-instellen of het staken van een behandeling op uitdrukkelijk en ernstig verlangen van een patiënt komen gevallen voor waarin een arts een medische behandeling staakt of niet begint zonder uitdrukkelijk verzoek van de patiënt. Een arts is gerechtigd een (verdere) behandeling die hij naar objectieve medische maatstaven zinloos acht, achterwege te laten, omdat de patiënt daarmee niet gebaat is, ja zijn lijden zelfs verzwaard zou worden. In vele gevallen nam de arts de beslissing om de behandeling te staken of niet te beginnen zonder dat er de mogelijkheid bestond daarover met de patiënt overleg te voeren. De reden voor dit laatste, zo blijkt uit het onderzoeksrapport, was gelegen in bewustzijnsdaling of het dement zijn van de patiënt. De commissie merkt op dat de omstandigheid dat niet of niet volledig met de patiënt kon worden overlegd niets afdoet aan de geoorloofdheid van het afzien van een naar medisch inzicht zinloze behandeling. Ook in deze gevallen pleegt de arts overleg te voeren met een of meer collega's (in meer dan de helft van de gevallen).
Tot de beslissing om een behandeling achterwege te laten kan ook de beslissing tot niet-reanimeren behoren. Ook zodanig besluit maakt onderdeel uit van het normaal medisch handelen, indien naar objectieve medische maatstaven de poging tot reanimatie als zinloos moet worden beschouwd.

Uit het onderzoeksrapport blijkt dat slechts globale schattingen gegeven kunnen worden van de gevallen van het niet-instellen of het staken van een behandeling al dan niet op uitdrukkelijk verzoek van een patiënt. Deze schattingen wettigen desalniettemin de veronderstelling dat de hier bedoelde beslissingen bij ongeveer 22.500 sterfgevallen per jaar door artsen in Nederland worden genomen.

5.5. Pijn- en symptoombestrijding

Tot normaal medisch handelen behoort de toediening van middelen tot pijn- of symptoombestrijding. Deze toediening kan echter ook geschieden (mede) met de bedoeling de stervensfase, en daarmee het leven, te bekorten. Volgens het onderzoeksrapport vindt in ongeveer 22.500 gevallen (17,5 procent) van alle sterfgevallen in Nederland pijn- en symptoombestrijding plaats, in het bijzonder met morfine of morfine-achtige preparaten, in zodanige doseringen dat daardoor mogelijkerwijs het leven van de patiënt wordt bekort.
In ongeveer een derde van deze gevallen is de huisarts de behandelend arts, in 40 tot 50 procent van de gevallen de specialist en in de overige gevallen de verpleeghuisarts. In 65 tot 80 procent van alle gevallen betrof het een intensivering van de pijn- en symptoombestrijding waarbij de arts rekening hield met de waarschijnlijkheid dat het levenseinde daardoor zou worden bespoedigd. In de overige gevallen verklaarde de arts dat de bespoediging van het levenseinde (mede) het doel was van de pijn- en symptoombestrijding.
In het onderzoeksrapport wordt opgemerkt dat uit de drie deelonderzoeken blijkt dat het bij de meeste hierboven bedoelde gevallen ging om patiënten die zich in de terminale fase bevonden. Naar het oordeel van de arts ging

het om een levensbekorting van hooguit enige uren of dagen. In meer dan de helft van de gevallen was kanker de belangrijkste diagnose. De commissie is zich ervan bewust dat het juist schatten van de mogelijke levensbekorting moeilijk is. Desalniettemin meent zij dat uit de veronderstelde mate van levensbekorting mag worden afgeleid dat ook in deze gevallen van pijn- of symptoombestrijding gesproken kan worden van een bekorting van het stervensproces. Ook hier zou de dood snel zijn gekomen zonder dat pijn- of symptoombestrijding werd geïntensiveerd, maar dan wel in een situatie van onaanvaardbaar zwaar lijden van de patiënt.

5.6 Bijzondere groepen

In de onderzoeksopdracht (bijlage C) heeft de commissie opgemerkt dat zij zou streven naar een zo zorgvuldig mogelijke kwantificering van het aantal gevallen van euthanasie en van levensbeëindiging niet op verzoek. De steekproef onder artsen was zodanig opgezet dat daarmee informatie werd verkregen over ongeveer 95 procent van alle sterfgevallen in Nederland. Deze 95 procent is niet helemaal representatief voor alle sterfgevallen, omdat in de resterende 5 procent (onder andere) verschillende soorten sterfgevallen voorkomen met een aantal bijzondere kenmerken. Met betrekking tot de hierbedoelde bijzondere groepen was het niet goed mogelijk een gekwantificeerde schatting te maken. In hoofdstuk 16 van het onderzoeksrapport is daarom een beschouwing in beschrijvende zin opgenomen. Het betreft de volgende bijzondere groepen:
- zwaar defecte pasgeborenen;
- oudere kinderen met een levensbedreigende ziekte;
- psychiatrische patiënten;
- AIDS-patiënten.

De commissie onderschrijft volledig de stelling in het onderzoeksrapport dat om over elk van deze groepen op vergelijkbare systematische wijze gegevens te verzamelen als voor de overige sterfgevallen is gedaan, vier afzonderlijke deelonderzoeken nodig zouden zijn geweest. Dit laatste was door de voor het onderzoek beschikbare tijd ten enen male uitgesloten. Ook de commissie op haar beurt kan over de sterfgevallen bij deze bijzondere groepen, in navolging van het onderzoeksrapport, slechts in globale zin het volgende opmerken. De onderzoekers hebben verschillende deskundigen, zogenoemde sleutelfiguren, geïnterviewd. De uit deze interviews naar voren gebrachte informatie wordt hieronder per bijzondere categorie patiënten kort weergegeven.

Zwaar defecte pasgeborenen

In 1990 overleden in Nederland in totaal 1399 0-jarigen, waarvan ruim de helft reeds in de eerste week na de geboorte. In verband met de onmogelijkheid om een duidelijke prognose te geven voor wat betreft de levenskansen van (veel) te vroeg pasgeborenen en pasgeborenen met ernstige afwijkingen, kan er bij zulke kinderen een situatie ontstaan, waarin een medische beslissing rond het levenseinde moet worden genomen. Deze beslissingen, die veelal plaatsvinden in zogeheten neonatologische centra, betreffen in de meeste gevallen het staken of het niet beginnen van een behandeling (in ongeveer de helft van alle gevallen). Actief levensbeëindigend handelen bij een pasgeborene met ernstige afwijkingen die zonder medische behandeling waarschijnlijk wel in leven zou blijven, is volgens het onderzoeksrapport hoogst uitzonderlijk. In een situatie waarbij door een chirurgische ingreep de levensverwachting van een pasgeborene met ernstige afwijkingen aanzienlijk kan toenemen, kan soms na uitvoerig overleg met andere artsen en met de ouders toch worden besloten van de ingreep af te zien, waardoor het leven wordt bekort en zelfs in tweede instantie kan wor-

den besloten het leven te beëindigen. De arts blijft, ook als er tussen ouders en artsen overeenstemming bestaat over het handelen, uiteindelijk verantwoordelijk voor de uitvoering van het besluit. Indien er geen overeenstemming wordt bereikt tussen ouders en artsen, pleegt de behandeling in beginsel te worden voortgezet.
Een laatste gegeven over deze bijzondere groep, dat volgens de commissie hier vermelding verdient, betreft de mening van de geïnterviewde deskundigen dat de besluitvorming in de hier bedoelde situaties dankzij de openbare meningsvorming binnen de beroepsgroep de laatste jaren in kwalitatief opzicht was verbeterd.

Oudere kinderen met een levensbedreigende ziekte

In 1990 overleden in Nederland 541 kinderen van 1 tot en met 11 jaar en 556 kinderen van 12 tot en met 19 jaar. In het onderzoeksrapport wordt geconstateerd dat over deze categorie slechts uitspraken van zeer algemene aard kunnen worden gedaan. Het is zeker waar dat ook bij oudere kinderen met ernstige, levensbedreigende ziekten in een deel van de sterfgevallen medische beslissingen rond het levenseinde worden genomen, te weten in de terminale fase. In het onderzoeksrapport wordt opgemerkt dat jeugdige patiënten in de praktijk een grotere rol in de besluitvorming over de medische beslissing rond het levenseinde spelen dan hun formeel is toegewezen. Het onderzoeksrapport behelst verder geen voor het onderhavige rapport relevante gegevens over deze categorie patiënten.

Psychiatrische patiënten

In 1989 stierven in Nederland ten minste 1250 personen die in een psychiatrische inrichting verbleven. Een groot deel van deze sterfgevallen heeft betrekking op oudere duurzaam opgenomen patiënten met een levensbedreigende ziekte. Evenals dat bij de overige in het onderzoeksrapport beschreven beslissingssituaties het geval is, vinden ook hier medische beslissingen rond het levenseinde plaats. In een relatief groot deel van deze laatste gevallen gaat het om patiënten die wilsonbekwaam zijn. Een beslissingssituatie die zich wèl onderscheidt van andere in het onderzoeksrapport beschreven situaties, betreft het verzoek om hulp bij zelfdoding van een psychiatrische patiënt die geen ernstige, levensbedreigende lichamelijke ziekte heeft. Volgens het onderzoeksrapport is de beoordeling van een verzoek om hulp bij zelfdoding in het hierboven bedoelde geval buitengewoon moeilijk en niet zelden in zekere zin zelfs onmogelijk, aangezien de neiging tot suïcide vaak onderdeel is van de psychiatrische pathologie, waardoor de vraag zich voordoet of er sprake kan zijn van vrije wilsbepaling. De deskundigen die in het kader van het onderzoek zijn geïnterviewd verklaarden dat men in de psychiatrie dan ook uiterst terughoudend is bij het verlenen van hulp bij zelfdoding. In het onderzoeksrapport staat aangegeven dat het aantal gevallen per jaar waarbij daadwerkelijk hulp bij zelfdoding wordt verleend bij patiënten die uitsluitend psychisch lijden in Nederland naar alle waarschijnlijkheid op één hand te tellen is. Bij de conclusies die in het onderzoeksrapport worden getrokken ten aanzien van medische beslissingen rond het levenseinde, is het hierboven bedoelde vraagstuk dan ook nadrukkelijk buiten beschouwing gelaten.

AIDS-patiënten

Tot medio 1991 is in Nederland bij ongeveer 1800 patiënten de diagnose AIDS gesteld. Naar wordt aangenomen is ongeveer de helft van deze patiënten in de loop der jaren overleden. Terminale AIDS-patiënten vallen onder de groep sterfgevallen die in de drie deelonderzoeken is onderzocht. Uit de gehouden interviews met deskundigen blijkt dat medische beslissingen rond het levenseinde frekwent worden genomen bij deze categorie patiënten. Het grootste deel van de AIDS-patiënten betreft relatief jonge mannen die geheel op de hoogte zijn van het beloop van hun ziekte en die weten wat de afloop zal zijn. Vaak gaat het om de beslissing een behandeling te staken of niet te beginnen. Volgens het onderzoeksrapport zou een globale raming zijn dat 10 à 20 procent van alle AIDS-patiënten overlijdt door de uitvoering van euthanasie of het verlenen van hulp bij zelfdoding.

Zoals de commissie in de aanhef van deze paragraaf reeds stelde, kan de beschouwing over bij de hierboven genoemde categorieën patiënten slechts beschrijvend zijn. Dit vloeit voort uit de omstandigheid dat er ten aanzien van deze categorieën patiënten geen aparte deelonderzoeken zijn gehouden. De commissie volstaat met de boven weergegeven beschouwing. Zij wijst in dit verband echter, voor wat betreft het vraagstuk van de hulp bij zelfdoding bij psychiatrische patiënten, nog wel op de beschikking van de Hoge Raad van 28 mei 1991 (nr. 2642, D.D. 91.345). Deze houdt in dat de beschikking, waarbij het Gerechtshof te 's-Gravenhage het bezwaarschrift tegen de kennisgeving van verdere vervolging (tegen een arts die hulp bij zelfdoding verleende aan een psychiatrische patiënt) ongegrond had verklaard, in stand werd gelaten. Een en ander komt, kort gezegd, erop neer dat de betrokken arts terecht zal moeten staan voor de Arrondissementsrechtbank Rotterdam. Het betrof in deze zaak een lichamelijk gezonde patiënt die, zoals het bovengenoemde Gerechtshof heeft overwogen, "verkeerde in een toestand van permanent psychisch lijden en bij wie zich de uitermate moeilijk te beantwoorden vraag voordoet in welke mate er bij zo'n patiënt sprake is van vrije wilsbepaling". Het is thans aan de rechter om die vraag te onderzoeken en daarover een oordeel uit te spreken.
De commissie wil hier verder nog een passage aanhalen uit de uitspraak van het Centraal Medisch Tuchtcollege van 29 maart 1990 (Tijdschrift voor gezondheidsrecht 1990/77, met noot van mw. mr. W.R. Kastelein), die voor zover hier ter zake doende als volgt luidt:
"(...) het blijft voor het Centraal College moeilijk om vast te stellen of de wil van de (psychiatrische) patiënt niet sterk beïnvloed wordt door zijn ziekte, te weten zijn depressie. De vraag of het doodsverlangen en de daarmee samenhangende diepte van het lijden van deze niet terminale patiënt voortkomt uit, samenhangt met, of deel uitmaakt van zijn depressie is dan ook nauwelijks definitief te beantwoorden".

De commissie onderschrijft deze laatste overweging en herhaalt de constatering uit het onderzoeksrapport dat het hier bedoelde handelen slechts hoogst zelden voorkomt.

De aard van medische beslissingen rond het levenseinde 6

In deze paragraaf zal expliciet worden ingegaan op de aspecten en elementen van medische beslissingen inzake levensbeëindiging die verband houden met de aard hiervan. Bij een verslag van de stand van zaken met betrekking tot de praktijk van handelen of nalaten door een arts, waardoor het leven van een patiënt, al dan niet op diens verzoek, wordt beëindigd, hoort ook een verslag over de aard van deze beslissingen. Omvang en aard zijn echter nauw met elkaar verbonden. Aan een zekere herhaling van hetgeen de commissie hierboven over het aantal heeft opgemerkt, zal soms niet te ontkomen zijn. Conform de opzet van het onderzoeksrapport zullen hieronder achtereenvolgens de kenmerken of hoedanigheden van respectievelijk patiënt, arts en beslissingssituatie worden besproken. Bij deze drie onderdelen zullen telkens met name de gevallen van euthanasie en die van levensbeëindiging niet op verzoek ter sprake komen.

6.1. Kenmerken van de patiënt

Een opvallend kenmerk van het overgrote deel van de patiënten die op hun ernstig en uitdrukkelijk verzoek sterven, is dat zij lijden aan een ongeneeslijke vorm van kanker. Het is naar de mening van de commissie duidelijk dat het verzoek om levensbeindiging in nagenoeg alle gevallen rechtstreeks verband houdt met de terminale fase waarin een patiënt verkeert. Uit het onderzoeksrapport blijkt dat in de overgrote meerderheid van de gevallen er nog slechts sprake is van een niet meer op genezing gerichte behandeling (een zogeheten palliatieve behandeling) door een arts of dat er nog slechts sprake is van louter pijnstilling, symptoombestrijding en verzorging. Situaties dus waarin de dodelijke ziekte reeds zo ver is voortgeschreden dat van een op genezing gerichte medische handeling geen sprake meer kan zijn.
Het in de terminale fase van hun ziekte verkeren, geldt in nog sterkere mate voor patiënten bij wie levensbeindiging plaatsvindt zonder dat een daartoe strekkend uitdrukkelijk verzoek is gedaan. De situaties waarin deze levensbeëindiging plaatsvindt, zijn zeer heterogeen en sterk individueel bepaald. De toestand van de patiënt is veelal dermate slecht dat er geen sprake meer kan zijn van een heldere wilsuiting. Evenals bij de gevallen waarin er sprake was van levensbeëindiging op verzoek van de patiënt gaat het hier vrijwel steeds om patiënten die aan kanker lijden en, zoals gezegd, zich in de stervensfase bevinden. Ook betreft het veelal oudere patiënten (ouder dan 65 jaar). In 86 procent van de gevallen is de patiënt als (vrijwel) wilsonbekwaam te beschouwen. Soms rest ook hier slechts, afgezien van een palliatieve behandeling, een zo goed mogelijke verzorging. Kortom, deze gegevens komen in sterke mate overeen met die van de gevallen van uitvoering van euthanasie. De commissie constateert dat, waar alternatieven voor therapeutische bemoeiing hier vrijwel niet voorhanden waren, het verschaffen van deze vorm van stervenshulp in deze situaties tot de normale beroepsuitoefening van de arts behoort.

6.2. Kenmerken van de arts

Ongeveer 80 procent van alle huisartsen in ons land heeft ooit te maken

gehad met een uitdrukkelijk verzoek van een patiënt om levensbeëindiging; 62 procent van alle huisartsen heeft zodanig verzoek ooit ingewilligd en is tot uitvoering van de euthanasie overgegaan. Van alle huisartsen gaf 28 procent te kennen de afgelopen twee jaar ten minste één maal euthanasie te hebben uitgevoerd.Voor de verpleeghuisartsen is het beeld anders. Van deze laatsten kwam slechts de helft ooit in aanraking met een patiënt die om levensbeëindiging verzocht. Maar het meest opvallende is bij deze categorie artsen wel dat slechts 12 procent van hen ooit euthanasie heeft uitgevoerd. Kort gezegd: de uitvoering van euthanasie in verpleeghuizen komt zeer weinig voor (tabel 5.1.). In verpleeghuizen daarentegen komt het staken of niet-instellen van een behandeling wel het meest voor.
Wat de specialisten betreft voerde 44 procent ooit euthanasie uit of verleende hulp bij zelfdoding. Van de specialisten kwam 71 procent ooit in aanraking met een patiënt die uitdrukkelijk om levensbeëindiging verzocht. Ter toelichting wordt hier nog opgemerkt dat voor alle hierboven vermelde percentages geldt dat de feitelijke aantallen beoordeeld moeten worden in het licht van het aantal sterfgevallen waarmee een arts te maken krijgt.
Verder wijst de commissie hier op het onderzoeksgegeven dat van de artsen die werkzaam zijn in een instelling van confessionele signatuur een even groot deel aangeeft ooit euthanasie te hebben uitgevoerd als van de artsen die werkzaam zijn in andere instellingen.

Naast de gevallen van euthanasie worden huisartsen, verpleeghuisartsen en specialisten geconfronteerd met situaties van zwaar lijdende patiënten die niet (meer) hun wil kenbaar kunnen maken. Deze patiënten verkeren doorgaans in de terminale fase. Het ingrijpen van de arts geschiedt om het lijden te beëindigen en de levensbekorting is het gevolg van deze beslissing.
Dertig procent van de huisartsen, zo blijkt uit het onderzoeksrapport, heeft te kennen gegeven ooit een zodanige beslissing te hebben genomen. Iets meer dan dertig procent van dezen acht het nemen van zodanige beslissing denkbaar. Bijna veertig procent stelde nooit zodanige beslissing te zullen nemen. Voor verpleeghuisartsen zijn deze cijfers: tien procent nam ooit zodanige beslissing, iets meer dan een kwart achtte het denkbaar aldus te handelen en meer dan zestig procent gaf aan nooit zodanige beslissing te zullen nemen. Bij dit laatste tekent de commissie aan dat zij veronderstelt dat de ondervraagde artsen bij hun antwoord ("nooit zullen nemen") ongetwijfeld het oog hebben gehad op de bewuste toediening van een levensbeëindigend middel. Uit het onderzoeksrapport blijkt dat de meeste gevallen van levensbeëindigend handelen zonder uitdrukkelijk verzoek echter betrekking hebben op de intensivering van pijn- en symptoombestrijding. Er is naar de mening van de commissie dan ook geen tegenstelling tussen de onderzoeksgegevens en de hierboven bedoelde uitkomst van de enquête bij de artsen.
Wat de attitude van specialisten betreft, kan ten slotte het volgende worden opgemerkt: een kwart van dezen nam ooit een zodanige beslissing, iets meer dan dertig procent meende een zodanige beslissing ooit te moeten of kunnen nemen, iets meer dan veertig procent gaf te kennen nooit levensbeëindigend te zullen handelen zonder een uitdrukkelijk daartoe strekkend verzoek van de patiënt.

6.3. Kenmerken van de beslissingssituatie

De redenen om tot euthanasie of tot bekorting van het lijden en daarmee gepaard gaande levensbeëindiging zonder een daartoe strekkend verzoek over te gaan, hangen, zo bleek hierboven reeds, ten nauwste samen met de conditie van de patiënt. Hierboven onder 6.1. is reeds ingegaan op de kenmerken van de patiënt. Daar is ook duidelijk aangegeven dat dergelijke beslissingen inzake het levenseinde nauw verband houden met de terminale fase waarin de patiënt verkeert. Die omstandigheid is op zichzelf genomen echter nog onvoldoende reden voor de arts om tot levensbeëindigend handelen over te gaan. De gehele beslissingssituatie dient in ogenschouw te worden genomen.

Aan de betrokken artsen is gevraagd of er naar hun mening ook nog alternatieve mogelijkheden voor het verlichten van het lijden voorhanden waren. Bedoeld werden hier andere therapeutische mogelijkheden of mogelijkheden van betere pijn- of symptoombestrijding. In 80 procent van de gevallen werd deze vraag ontkennend beantwoord. In de overige 20 procent van de gevallen waarin er volgens de arts nog wel alternatieven waren, werd hiervan toch afgezien (vrijwel) steeds op verzoek van de patiënt. De onderzoeksgegevens tonen aan dat er in de overgrote meerderheid van de gevallen sprake is van een situatie, waarin geen enkele medische behandeling, met inbegrip van intensievere pijn- of symptoombestrijding, meer zin heeft. Er is een eindpunt bereikt in de mogelijkheden van medische behandeling. Daarnaast zijn er ook gevallen waarin de patiënt verzoekt om actieve levensbeëindiging en niet (langer) middelen tot pijn- of symptoombestrijding toegediend wil hebben.

Indien de arts besluit het lijden (en daarmee het leven) te bekorten zonder dat er sprake is van een daarop gericht uitdrukkelijk verzoek van de betrokkene, zal de vraag naar de alternatieven voor de gegeven behandeling reeds lang ontkennend zijn beantwoord. Evenals dat bij euthanasie het geval is, geldt ook hier, de commissie beklemtoont het nogmaals, dat geen enkele medische behandeling ertoe kan leiden dat het lijden voldoende wordt verlicht.

De context van medische beslissingen rond het levenseinde

7

7.1. Zorgvuldigheidseisen

Volgens de onderzoeksopdracht dient te worden onderzocht in hoeverre artsen bekend zijn met zorgvuldigheidseisen ten aanzien van de besluitvorming inzake euthanasie en zo ja, of en hoe die in de praktijk worden gehanteerd. De hier bedoelde vereisten voor zorgvuldig medisch handelen bij de uitvoering van euthanasie zijn het meest recent vastgelegd in het sinds 11 december 1987 bij de Tweede Kamer aanhangige wetsvoorstel (Zie Kamerstukken II 1987-1988, 20 383 en Bijlage E).
Een belangrijke zorgvuldigheidseis betreft de raadpleging door de behandelend arts van een of meer collega's die in staat zijn een onafhankelijk oordeel te geven. De huisarts pleegt in ruim 80 procent van de gevallen van euthanasie overleg met een collega. Indien de uitvoering van euthanasie in een ziekenhuis of verpleeghuis plaatsvindt, vindt zo'n raadpleging vrijwel steeds plaats. Ook de verpleging wordt in deze laatste gevallen vrijwel steeds bij de besluitvorming betrokken. Uit het onderzoeksrapport blijkt dat overleg met de verpleging door huisartsen in minder dan de helft van de gevallen plaatsvindt. Wel plegen zij in nagenoeg alle gevallen overleg met de naaste omgeving van de patiënt; specialisten doen dit in iets mindere mate (85 procent van de gevallen).
De gegevens uit het onderzoeksrapport tonen volgens de commissie aan dat aan twee belangrijke eisen van zorgvuldig medisch handelen in geval van euthanasie, te weten de raadpleging van een tweede arts en van de naaste omgeving in vrijwel alle gevallen door zowel huisartsen, specialisten en verpleeghuisartsen wordt voldaan.

Uit het onderzoeksrapport blijkt echter ook dat niet alle zorgvuldigheidseisen in even grote mate door de geïnterviewde artsen spontaan konden worden genoemd. Hiermee is volgens de commissie nog weinig gezegd over de zorgvuldigheid van de besluitvorming rond de euthanasie. De betrokken arts kan in het concrete geval als vanzelfsprekend aan bepaalde voorwaarden hebben voldaan, zoals aan de eis dat moet worden nagegaan of het verzoek vrijwillig en na zorgvuldige overweging is gedaan of dat de arts de patiënt heeft ingelicht over de situatie waarin deze zich bevindt.
Ten slotte wordt hier genoemd de eis van schriftelijke verslaglegging. Het aantal artsen dat in antwoord op de vraag om enkele zorgvuldigheidseisen te noemen, deze laatste noemde, bedroeg gemiddeld 39 procent. Van de ondervraagde artsen vond 59 procent hem belangrijk. In de slotbeschouwing zal de commissie op de eis van de schriftelijke verslaglegging nog ingaan.

7.2. De verklaring van overlijden

Volgens de onderzoeksopdracht diende te worden onderzocht onder welke voorwaarden artsen naar waarheid zullen willen melden dat er sprake is geweest van euthanasie dan wel bewuste levensbeëindiging niet op verzoek.
Aan de geïnterviewde artsen is de vraag voorgelegd of zij van mening waren dat elk geval van euthanasie op de een of andere manier zou moeten worden getoetst. Twee derde van de betrokken artsen beantwoordde deze vraag zonder meer bevestigend. Ongeveer 30 procent antwoordde dat toetsing niet in

alle gevallen zou behoeven te geschieden. Slechts weinigen zijn van mening dat een geval van euthanasie nooit getoetst zou moeten worden. Degenen die toetsing voorstaan, hebben een voorkeur voor toetsing in eerste instantie door beroepsgenoten: een instellingscommissie bestaande uit collega's, een medisch-ethische commissie of een onafhankelijke vertrouwensarts. Indien een geval van euthanasie de toetsing in eerste instantie niet kan doorstaan, zou de toetsing in tweede instantie moeten geschieden door de geneeskundig inspecteur voor de volksgezondheid of de officier van justitie.

Aan de geïnterviewde artsen is de volgende vraag voorgelegd: "Onder welke voorwaarden vindt u dat van een arts kan worden verlangd dat deze een geval van euthanasie als een niet-natuurlijke dood meldt bij de politie, lijkschouwer of justitie?"
De antwoorden op deze vraag zijn zeer geschakeerd. Ruim een kwart van alle artsen meent dat euthanasie altijd als een niet-natuurlijke dood moet worden gemeld, terwijl 22 procent meent dat dit nimmer van een arts kan worden verlangd. De artsen mochten meer dan één voorwaarde noemen. 30 procent van alle artsen noemde als voorwaarde voor melding dat de nabestaanden niet door de politie zouden worden gehoord. Een kwart van alle artsen noemde als zodanige voorwaarde dat de melding niet tot het instellen van een strafvervolging zou leiden. In 20 procent van alle gevallen werd als voorwaarde voor melding een wijziging van de (toen nog bestaande) procedure genoemd, waarbij vooral het discreet optreden van de politie als een belangrijk punt naar voren werd gebracht. Vele artsen gaven aan behoefte te hebben aan een zorgvuldige, duidelijke procedure, die niet te veel tijd in beslag zou moeten nemen.

De commissie staat hier nog stil bij de feitelijke praktijk rond de afgifte van de verklaring van overlijden, zoals deze uit het onderzoeksrapport naar voren komt. Na de uitvoering van de euthanasie (of de hulp bij zelfdoding) gaf driekwart van de huisartsen en ongeveer twee derde van de specialisten een verklaring van overlijden af, daarmee te kennen gevend dat er sprake was van een natuurlijke dood. Dit in weerwil van het feit dat volgens de geldende wetgeving de uitvoering van de euthanasie als een niet-natuurlijke dood wordt aangemerkt. Ook bij de gevallen van actief ingrijpen door een arts zonder een uitdrukkelijk verzoek om levensbeëindiging plegen vrijwel alle artsen een verklaring van overlijden af te geven.

De commissie trekt uit de gevonden gegevens de conclusie dat artsen ten tijde van het onderzoek en voordien op zeer grote schaal de melding van gevallen van euthanasie (of hulp bij zelfdoding) of van gevallen van actief ingrijpen zonder uitdrukkelijk verzoek om levensbeëindiging achterwege hebben gelaten door de afgifte van de verklaring van overlijden. Deze handelwijze is ingegeven, zo verstaat de commissie de onderzoeksgegevens, door de onzekerheid omtrent de gevolgen van de melding. Die onzekerheid betreft in de eerste plaats de onzekerheid over het instellen van een strafvervolging en een mogelijke veroordeling. In de tweede plaats de onzekerheid over de praktische afwikkeling van de melding, met inbegrip van de belasting voor de nabestaanden.

De commissie wijst erop dat sinds 1 november 1990 van kracht is de door de minister van justitie vastgestelde procedure inzake de melding door artsen van gevallen van euthanasie of hulp bij zelfdoding. De tekst van deze meldingsprocedure is opgesteld in overleg met en met instemming van de landelijke Overleggroep Openbaar Ministerie-Staatstoezicht op de Volksgezondheid en de Koninklijke Nederlandsche Maatschappij ter bevordering der Geneeskunst. De procureurs-generaal bij de gerechtshoven zijn met deze tekst accoord gegaan en hebben deze ter kennis gebracht van de hoofdofficieren van justitie met het verzoek in de toekomst overeenkomstig de meldingsprocedure te handelen. Via de Geneeskundige Inspectie van het Staatstoezicht op de Volksgezondheid heeft de staatssecretaris van Welzijn, Volksgezondheid en Cultuur de meldingsprocedure ter kennis gebracht van de gemeentelijke lijkschouwers (Zie Kamerstukken II, 1990-1991, 21 800-VI nr.23 en Bijlage E bij dit rapport). De meldingsprocedure beschrijft hoe gehandeld kan worden als een behandelend arts die euthanasie heeft toegepast uit eigen beweging de officier van justitie volledige opening van zaken wil geven. Er bestaat geen wettelijke verplichting op grond waarvan de arts gehouden is zelf melding te maken van het toepassen van euthanasie c.q. het verlenen van hulp bij zelfdoding. De meldingsprocedure beoogt, kort gezegd, een uniforme afhandeling van de meldingen door artsen van gevallen van euthanasie of hulp bij zelfdoding te bevorderen. Het bestaande vervolgingsbeleid van het Openbaar Ministerie ondergaat geen wijziging door deze meldingsprocedure.

De commissie verwijst voor haar aanbeveling met betrekking tot de vrijwillige melding van gevallen van euthanasie en van gevallen van bewust levensbeëindigend handelen zonder uitdrukkelijk verzoek naar paragraaf 10 aan het slot van haar rapport.

De grenzen van de medische zorgplicht

8

Er is, zo toont het onderzoeksrapport aan, een grote verscheidenheid in de typen van beslissingen rond het levenseinde. Deze worden in het overgrote deel van de gevallen genomen ten aanzien van patiënten die een ziekte hebben die onafwendbaar tot de dood leidt. Ofschoon de eerste zorg van de arts uiteraard is het behoud van het leven zal naarmate het ziekteproces voortschrijdt, een op genezing gerichte behandeling soms noodzakelijk overgaan in een gericht op verzorging. Naast de op de genezing gerichte behandeling vindt pijn- en symptoombestrijding plaats, dit om het leven van de lijdende patiënt draaglijk te doen zijn. Dit palliatief aspect behoort tot het normaal medisch handelen. Dankzij het zorgvuldig toepassen van de medische en psychologische mogelijkheden tot symptoombestrijding verloopt het stervensproces van zeer vele patiënten zonder dat dit gepaard gaat met ondraaglijk lijden. De commissie is ervan overtuigd dat de artsenstand in ons land het tot zijn vanzelfsprekende taak rekent om op dit terrein zo adequaat mogelijke hulp te bieden in de laatste levensfase van de patiënt. Toch kan er een moment komen dat pijn- of symptoombestrijding geen soelaas meer biedt in een onhoudbare situatie van zwaar lijden. Iets meer dan de helft van de artsen in Nederland, zo toont het onderzoeksrapport aan (tabel 5.1.) heeft in dergelijke situaties, die, hoewel zij uitzonderlijk zijn, toch wel voorkomen, inderdaad euthanasie uitgevoerd of hulp bij zelfdoding verleend. Ongeveer 90 procent van de respondenten gaf te kennen tot zulk handelen onder bepaalde omstandigheden bereid te zijn. Het onderzoeksrapport toont verder aan dat het in deze gevallen gaat om patiënten ten aanzien waarvan geen enkel alternatief voor de behandeling voorhanden is. Deze zorg voor een menswaardig levenseinde is in de rechtspraak van de Hoge Raad erkend, niet als een normaal medisch handelen van een arts, maar als een handelen in een rechtvaardigende noodtoestand, hetgeen impliceert dat in het betrokken geval van het begaan van onrecht geen sprake is.
De medische zorgplicht wordt, zo concludeert de commissie, in elk geval aldus verstaan dat artsen hun patiënten geen behandeling mogen laten ondergaan, die naar heersend medisch inzicht zinloos is.

De commissie zou op deze plaats de omstandigheid willen releveren, zoals die blijkt uit het onderzoeksrapport, dat het aantal keren dat een arts wordt geconfronteerd met een verzoek om actieve levensbeëindiging drie maal zo groot is als het aantal keren dat de inwilliging van zodanig verzoek plaatsvindt (tabel 17.1). Het komt voor dat het sterven reeds plaatsvindt voordat de besluitvorming over het verzoek is afgerond. Verder zijn er gevallen waarin het verzoek niet wordt herhaald, omdat de noodtoestand voldoende is ondervangen. (Daarnaast zijn er nog andere redenen om het verzoek niet in te willigen; zie tabel 5.20). Het verzoek om levensbeëindiging kan, zo meent de commissie, in deze laatste gevallen door de behandelend arts geredelijk worden opgevat als een verzoek om levenshulp of stervensbegeleiding.

Ten slotte merkt de commissie in algemene zin nog op dat er bij het onderzoek is uitgegaan van de veronderstelling dat iedere patiënt een adequate behandeling en voldoende begeleiding krijgt. Het is niettemin een feit van algemene bekendheid dat er in dit opzicht een grote verscheidenheid bestaat in de zorginstellingen. De commissie volstaat hier met de constatering dat uit het onderzoek geen gegevens bekend zijn geworden over de mate waarin de behandeling en begeleiding van patiënten in de terminale fase onvoldoende, voldoende, dan wel optimaal is geweest.

DEEL III

Slotbeschouwing en aanbevelingen

Slotbeschouwing 9

De aard van medische beslissingen rond het levenseinde

De commissie concludeert uit de onderzoeksgegevens dat vrijwel alle bij de patiëntenzorg betrokken artsen in ons land te maken krijgen met verschillende medische beslissingen rond het levenseinde. Deze beslissingen behoren daarmee tot de normale beroepsuitoefening van elke arts, die regelmatig met sterfgevallen te maken krijgt. Er bestaan glijdende overgangen tussen de verschillende soorten beslissingen rond het levenseinde. Beslissingen tot uitvoering van euthanasie vormen, zo meent de commissie nogmaals te moeten beklemtonen, een gering deel van al deze beslissingen. Huisartsen worden het meest frekwent geconfronteerd met verzoeken om levensbeëindiging. De uitvoering van de euthanasie geschiedt in de meeste gevallen dan ook door hen. Het minst vaak wordt euthanasie uitgevoerd door verpleeghuisartsen. Het staken of niet instellen van een levensverlengende behandeling zonder uitdrukkelijk verzoek komt in het verpleeghuis echter relatief vaak voor. Het gaat dan merendeels om hoogbejaarde en demente patiënten, waarbij in overleg met de familie en de verpleging wordt besloten om een zich voordoende fatale aandoening niet (langer) te behandelen (bij voorbeeld een hartstilstand of een longontsteking). In deze gevallen kan gesproken worden van "de natuur zijn gang laten gaan". Deze handelwijze wordt algemeen beschouwd als goede en correcte beroepsuitoefening.
Wat betreft de positie van de verpleegkundigen bij de besluitvorming over medische beslissingen rond het levenseinde, merkt de commissie op dat uit het onderzoeksrapport kan worden afgeleid dat de hier bedoelde besluitvorming doorgaans procesmatig wordt voorbereid. Dat impliceert betrokkenheid van de verpleging. De uitvoering van de beslissing blijft echter altijd de verantwoordelijkheid van de arts.
In buitenlandse literatuur treft men wel de bewering aan dat juist in verpleeghuizen in Nederland de meeste actieve levensbeëindiging zou plaatsvinden. Deze bewering, zo toont het onderzoeksrapport aan, is onjuist.

Euthanasie (en hulp bij zelfdoding)

De gegevens omtrent de omvang van de euthanasie in ons land, welke nu op wetenschappelijke wijze is vastgesteld (2300 gevallen; 1,8 procent van alle sterfgevallen), logenstraffen volgens de commissie hier en daar in de samenleving circulerende gedachten dat euthanasie zeer veel zou plaatsvinden in Nederland. (Ook het aantal gevallen van hulp bij zelfdoding is gering; naar schatting 400).
Deze omvang biedt geen grond voor de veronderstelling dat euthanasie in Nederland buitensporig vaak zou plaatsvinden en zou dienen als alternatief voor goede palliatieve of terminale zorg.
Volgens de commissie wordt de hier besproken veronderstelling, behalve door het voor zichzelf sprekende getal van 2300 gevallen per jaar, ook nog gelogenstraft door het onderzoeksgegeven dat artsen in ons land zo'n 9000 keer geconfronteerd worden met een verzoek van de patiënt om levensbeëindiging. Anders gezegd: het komt vaker voor dat een arts een verzoek

om levensbeëindiging niet inwilligt, onder andere doordat hij een alternatief voor de euthanasie vindt, dan dat hij euthanasie uitvoert.
Naar de mening van de commissie blijkt uit de onderzoeksgegevens dat artsen zwaar tillen aan de beslissing om te voldoen aan het verzoek van de patiënt om levensbeëindiging en deze beslissing allerminst beschouwen als een gemakkelijk alternatief voor een goede terminale zorg. De commissie ziet al met al geen reden om te veronderstellen dat deze houding van de artsen in ons land in de toekomst zal veranderen.
Tot slot van deze beschouwing over de omvang van de euthanasie wijst de commissie erop dat uit het onderzoek op geen enkele wijze blijkt dat de wel gehoorde stelling dat de schaarste in de gezondheidszorg een motief zou zijn (of worden) voor de uitvoering van euthanasie juist is. Het ondraaglijk lijden en/of het natuurlijk verlangen om rustig te sterven van de patiënt vormden, zo meent de commissie, de enige redenen voor artsen in Nederland om euthanasie uit te voeren.

Het nalaten van een levensverlengende behandeling op verzoek

Het is onomstreden dat een arts nimmer een behandeling mag beginnen zonder toestemming van de patiënt. Indien de patiënt dan ook wil afzien van een behandeling of een reeds begonnen behandeling wil doen staken, zal de arts deze wens moeten respecteren, ook al is de wens van de patiënt ingegeven door de wil om te sterven. Deze situaties houden geen enkel verband met euthanasie. Ten overvloede wil de commissie erop wijzen dat het in deze situaties niet gaat om de beslissing van een arts, maar om die van een patiënt.

Het bewust levensbeëindigend handelen zonder uitdrukkelijk verzoek

De commissie wil met betrekking tot het hier bedoelde medisch handelen voor alle duidelijkheid nog eens specifiek aangeven om welke type handelingen het gaat. Deze zijn:

1. het intensiveren van pijn- en symptoombestrijding met als neveneffect een geringe levensbekorting;
2. het staken of niet beginnen van een levensverlengende behandeling;
3. het actief beëindigen van het leven op een moment dat de vitale fucnties reeds beginnen te falen;
4. het actief beëindigen van het leven op een moment dat de vitale functies nog intact zijn.

De onder 1, 2 en 3 bedoelde handelingen zijn onomstreden en zijn normaal medisch handelen.
De commissie merkt allereerst op dat het actief ingrijpen door de arts in de gevallen dat er geen sprake is van een verzoek om levensbeëindiging veelal onontkoombaar is ten gevolge van de stervensnood van de patiënt. Vandaar dat de commissie het levensbeëindigend optreden van de arts in de hier bedoelde situaties als stervenshulp heeft bestempeld. Het ontbreken van een verzoek om levensbeëindiging onder deze omstandigheden maakt de besluitvorming alleen maar gecompliceerder dan die waarin er wel sprake is van een duurzaam, in vrijwilligheid en na zorgvuldige overweging gedaan verzoek om levensbeëindiging. De ultieme rechtvaardigende omstandigheid voor het ingrijpen is in beide soorten situaties het onaanvaardbaar zwaar lijden. Er is medisch gesproken dan ook weinig verschil tussen deze gevallen en die van euthanasie, daar het in beide gevallen gaat om patiënten die zwaar lijden. Het ontbreken van een uitdrukkelijk verzoek om levensbeëindiging vloeit voor een deel voort uit de omstandigheid dat de betrokkene niet (meer) in staat is zijn wil kenbaar te maken door de stervensfase waarin de patiënt zich bevindt en voor een ander deel omdat de vraag naar het uitdrukkelijk verzoek om levensbeëindiging bij intensivering van de pijn- of symptoombestrijding niet aan de orde is. In de mensonteren-

de omstandigheden waarin de patiënt zich bevindt wordt de arts geplaatst in een situatie van overmacht. Het ingrijpen van de arts kan volgens de commissie, evenals dat het geval is bij euthanasie, geredelijk worden beschouwd als een handelen in een rechtvaardigende noodtoestand. In enkele gevallen is er sprake geweest van omstandigheden waarin de arts had kunnen handelen conform de procedure van besluitvorming bij de uitvoering van euthanasie. Deze situaties dienen volgens de commissie in de toekomst vermeden te worden. Een middel hiertoe is de strikte inachtneming van de voor de uitvoering van euthanasie geldende zorgvuldigheidseisen, met inbegrip van die van de schriftelijke vastlegging van de feitelijke gang van zaken.
Ten slotte tekent de commissie aan dat de wel geuite bewering, dat niet-vrijwillige actieve levensbeëindiging in Nederland vaker zou voorkomen dan de vrijwillige actieve levensbeëindiging, door het onderzoeksrapport wordt ontkracht.

Het nalaten van een levensverlengende behandeling zonder uitdrukkelijk verzoek

Soms zal een arts een medische behandeling staken of niet beginnen zonder uitdrukkelijk verzoek van de patiënt. Een arts is nu eenmaal gerechtigd een (verdere) behandeling achterwege te laten, indien hij deze naar objectieve medische maatstaven zinloos acht. De commissie zou een medisch zinloze behandeling willen definiëren als een therapeutische bemoeiing waarvan in geen enkel opzicht nog positieve effecten op de patiënt te verwachten zijn. En op toepassing van een dergelijke zinloze geneeskunde heeft niemand recht. Onomstreden is dat de beslissing of een bepaalde handeling voor de patiënt wel of niet zinvol is tot het normaal medisch handelen behoort.

Pijn- en symptoombestrijding

De toediening van middelen tot pijn- of symptoombestrijding behoort tot de normale medische beroepsuitoefening. De toediening van deze middelen in oplopende dosering kan echter in sommige gevallen als neveneffect hebben dat het leven wordt bekort. De verlichting van het ernstig lijden van de patiënt blijft het primaire doel. Het bespoedigen van het overlijden is niet een als zodanig beoogd gevolg van het medisch handelen. Door zorgvuldige toepassing van de mogelijkheden tot pijn- of symptoombestrijding behoeft de stervensfase van vele ongeneeslijke patiënten vandaag de dag niet met ondraaglijk lijden gepaard te gaan.
Uit de onderzoeksgegevens blijkt echter dat pijnbestrijding de uitvoering van euthanasie niet overbodig kan maken. Allereerst wijst de commissie erop dat ook uit dit onderzoek blijkt dat pijn niet de meest voorkomende reden is voor een verzoek om levensbeëindiging. De vrees voor totale ontluistering en het zo natuurlijk verlangen om rustig heen te mogen gaan, zijn een even belangrijke reden voor een verzoek om levensbeëindiging als pijn.
De geïnterviewde artsen gaven aan dat niet alle vormen van pijn adequaat te bestrijden zijn. Sommige pijn zal slechts zijn op te heffen door de patiënt volledig bewusteloos te maken en te houden. Geconfronteerd met deze laatste mogelijkheid, verzoeken sommige patiënten in zo'n geval om levensbeëindiging.
De commissie trekt uit deze gegevens de conclusie dat de wel verdedigde opvatting dat geavanceerde technieken van pijn- of symptoombestrijding ertoe zouden leiden dat de vraag naar euthanasie niet meer zou worden gesteld en dat dientengevolge ook geen uitvoering van euthanasie zou behoeven plaats te vinden, in haar algemeenheid niet juist is. Verder wijst de commissie er nog op dat de patiënt altijd kan besluiten dat geen (of niet langer) middelen tot pijn- of symptoombestrijding toegediend worden.

Zorgvuldigheidseisen

Niet alle artsen, zo blijkt uit het onderzoeksrapport, zijn zich voldoende bewust van de bij de uitvoering van euthanasie in acht te nemen vereisten voor zorgvuldig medisch handelen. Zij plegen deze vereisten in verschillende mate in acht te nemen, zo valt uit de onderzoeksgegevens te concluderen.
De commissie is van mening dat de niet-inachtneming van deze zorgvuldigheidseisen niet strookt met een zorgvuldige besluitvorming rond het verzoek van een patiënt om actieve levensbeëindiging.
Uit het onderzoeksrapport blijkt dat bij de overige beslissingen inzake levensbeëindiging (actieve levensbeëindiging zonder verzoek in het kader van stervenshulp; pijn- of symptoombestrijding met als neveneffect levensbekorting; niet instellen of staken van een medische behandeling met als gevolg levensbekorting) de voor de uitvoering van euthanasie geldende zorgvuldigheidseisen slechts voor een deel in acht worden genomen. Vooral het vereiste van raadpleging van een collega lijkt een standaardgedragslijn te zijn. De commissie meent dat de kwaliteit van de besluitvorming hiermee wordt gediend.
De commissie meent dat inachtneming van de eis dat de arts de feitelijke gang van zaken in een schriftelijk verslag moet vastleggen een waarborg zal vormen dat de bedoelde zorgvuldigheidseisen daadwerkelijk in acht zullen worden genomen. Deze verslaglegging, die, zo meent de commissie, nu nog onvoldoende plaatsvindt, is onverbrekelijk verbonden met het afleggen van een behoorlijke en overtuigende verantwoording.

De verklaring van overlijden

Indien in de samenleving het besef leeft dat onder nauwkeurig bepaalde omstandigheden en met inachtneming van zorgvuldigheidseisen, een arts gerechtigd is om het leven van een patiënt te beëindigen, dient daarmee de mogelijkheid van toetsing van het handelen van de arts gegeven te zijn.
Elk geval van uitvoering van euthanasie dient naar de mening van de commissie dan ook getoetst te worden door een ander dan de behandelend arts. Daartoe is nodig dat gevallen van euthanasie worden gemeld. De sinds november 1990 geldende meldingsprocedure behelst volgens de commissie een goede procedure om deze toetsing mogelijk te maken. De commissie heeft intussen ervan kennisgenomen dat het aantal meldingen sinds de genoemde datum aanzienlijk is gestegen. Deze regeling berust op de bereidheid van de artsen om een geval van euthanasie te melden aan de gemeentelijke lijkschouwer, die op zijn beurt de officier van justitie op de hoogte stelt.
Hieronder zal de commissie met betrekking tot deze meldingsprocedure nog een aanbeveling doen.

De grenzen van de medische zorgplicht

Artsen beschouwen het als hun eerste vanzelfsprekende taak om het leven van de patiënt in stand te houden. Hun zorgplicht is in de eerste plaats daarop gericht. Als er geen mogelijkheid voor genezing meer voorhanden is, blijven zij verlichting van het lijden en het verlenen van een adequate verzorging tot hun taak rekenen. Er kan een moment komen waarop het sterven onontkoombaar is en waarin de arts, met het oog op een menswaardig levenseinde van de patiënt, bepaalde medische handelingen moet staken of überhaupt niet meer moet instellen, dan wel in het kader van pijn- of symptoombestrijding middelen moet voorschrijven die als neveneffect het leven kunnen bekorten. In uiterste gevallen zal alleen nog een actief ingrijpen resten.
De commissie constateert op deze plaats dat, als gevolg van de opzet van

het onderzoek om slechts artsen te benaderen, het onderzoeksrapport geen gegevens bevat over situaties waarin patiënten die een verzoek doen om levensbeëindiging niet daadwerkelijk op hulpverlening door de arts kunnen rekenen. De commissie is van oordeel dat een arts die naar eer en geweten meent niet aan zodanig verzoek te kunnen voldoen, de patiënt naar een collega dient te verwijzen.

Aanbevelingen 10

De commissie kreeg niet tot taak om voorstellen te doen inzake toekomstige regelgeving. Haar opgave was het inzicht in het medisch handelen rond het levenseinde te vergroten, te verdiepen en te preciseren, zoals de minister van Justitie aangaf in zijn installatierede. De commissie meent met dit rapport, waarmee het door haar zeer gewaardeerde onderzoeksrapport onlosmakelijk is verbonden, haar bevindingen te hebben gegeven met betrekking tot de stand van zaken wat betreft de praktijk van handelen of nalaten door een arts dat leidt tot het levenseinde van een patiënt, al dan niet op diens uitdrukkelijk en ernstig verzoek.
Evenals de onderzoekers heeft de commissie besloten om aan het einde van dit rapport enkele aanbevelingen met een min of meer algemeen, technisch karakter te doen. Zij mogen door de betrokken bewindspersonen worden beschouwd als overwegingen ten overvloede.

A. Het verdient aanbeveling dat de sinds 1 november 1990 bestaande meldingsprocedure in de toekomst ook betrekking zal hebben op actieve levensbeëindiging door een arts in het kader van stervenshulp zonder een uitdrukkelijk verzoek van een patiënt, behoudens als het een situatie betreft waarin sprake is van een onomkeerbaar, elkaar beïnvloedend beginnend falen van vitale functies. In deze laatste situatie zou er zonder actief ingrijpen van de arts toch reeds op zeer korte termijn een natuurlijke dood zijn gevolgd. Het is naar de mening van de commissie echter niet te verdedigen dat gevallen van euthanasie of hulp bij zelfdoding wel onder de meldingsprocedure vallen en de gevallen van actief medisch ingrijpen met de bedoeling om het leven te bekorten van een patiënt met nog intacte vitale functies, zonder dat deze laatste een uitdrukkelijk verzoek daartoe heeft gedaan, niet onder de meldingsprocedure vallen. Medisch-technisch gesproken is er geen verschil tussen deze handelingen. Met het oog op een zorgvuldige besluitvorming is inachtneming van de bij de meldingsprocedure opgenomen zorgvuldigheidseisen nodig. De huidige praktijk van melding aan de gemeentelijke lijkschouwer en toetsing door de officier van justitie biedt volgens de commissie een praktisch werkbare procedure voor een vraagstuk waarbij elke medische beslissing inzake levensbeëindiging uniek is.

B. De commissie tekent bij de zorgvuldigheidseis betreffende de raadpleging van een collega het volgende aan. Ten einde een onafhankelijk oordeel, welk oordeel primair een medisch-inhoudelijk oordeel behelst, te verkrijgen, verdient het naar de mening van de commissie aanbeveling dat de huisarts die overweegt euthanasie uit te voeren zich verstaat met een (zo mogelijk: de behandelend) specialist, en omgekeerd. Dit ter wille van de kwaliteit van de besluitvorming.

C. De commissie meent dat de strikte inachtneming van de zorgvuldigheidseisen bij de uitvoering van euthanasie door elke arts geboden is. Met name de eis van schriftelijke verslaglegging dient absoluut te gelden. Hierdoor zal de kwaliteit van de besluitvorming zijn gediend en geeft de arts te kennen bereid te zijn rekenschap te willen afleggen van zijn handelwijze. In een democratische rechtsstaat past zo'n verantwoording.

D. De commissie onderschrijft de verwachting, geuit in het onderzoeksrapport, dat artsen in de toekomst steeds vaker voor belangrijke medische beslissingen rond het levenseinde zullen komen te staan. De medische besluitvorming en het medisch handelen rond het levenseinde zijn in Nederland van goede kwaliteit. Aan de verhoging van deze kwaliteit kan een bijdrage worden geleverd, indien verdere openbare meningsvorming binnen de beroepsgroepen en sectoren in de gezondheidszorg zal plaatsvinden. In collegiaal overleg kunnen elkaars deskundigheden worden uitgewisseld. De commissie beveelt daarom aan de mogelijkheden van verspreiding van de kennis met betrekking tot medische beslissingen rond het levenseinde te doen onderzoeken.

E. Uit het onderzoeksrapport blijkt dat de medische besluitvorming rond het levenseinde steeds meer deskundigheid vereist op een aantal terreinen. In de eerste plaats medisch-technische vakkennis, met name op het terrein van pijnbestrijding, van de prognostiek en van alternatieven voor de behandeling van klachten die het lijden ondraaglijk maken. Daarnaast zijn ook sociale vaardigheden van de arts vereist in de omgang met de patiënt die in de stervensfase verkeert en met de naaste omgeving. Concreet leidt bovenstaande overweging tot de aanbeveling om in de opleiding tot basisarts, tijdens de verdere beroepsopleiding, als ook in nascholingscursussen, meer dan nu nog het geval is, plaats in te ruimen voor het vraagstuk van de medische beslissingen rond het levenseinde.
Artsen in de eerste plaats, maar ook verpleegkundigen zullen beter opgeleid moeten worden om stervensbegeleiding te geven. Onder stervensbegeleiding verstaat de commissie het complex van hulpverlening en zorg ten behoeve van de stervende mens en zijn naaste omgeving. Optimale zorg voor de stervende mens houdt in dat de arts kennis draagt van adequate pijnbestrijding, van alternatieven voor de behandeling van klachten over ondraaglijk lijden en weet heeft van het moment waarop hij het sterven niet langer dient tegen te houden. Kennis van deze zorg, waarbij ook ethische en juridische aspecten aandacht vragen, is bij artsen nog onvoldoende aanwezig. In een land, waar de kennis van de zorg rond de geboorte tot een van de beste ter wereld wordt gerekend, mag die rond het sterven niet tekort schieten.

DEEL IV

Bijlagen

BIJLAGE A

1 Instellingsbeschikking

2 Toespraak van de Minister van Justitie, mede namens de Staatssecretaris van Welzijn, Volksgezondheid en Cultuur, bij de installatie van de Commissie onderzoek medische praktijk inzake euthanasie op 13 februari 1990

3 Antwoordrede van de voorzitter van de Commissie onderzoek medische praktijk inzake euthanasie, prof. mr. J. Remmelink

I. Instellingsbeschikking

De Minister van Justitie en de Staatssecretaris van Welzijn, Volksgezondheid en Cultuur,

Overwegende dat in het Regeerakkoord 1989 als uitgangspunt is vastgelegd dat er geen werkelijk inzicht bestaat in de aard en de omvang van de medische euthanasiepraktijk;
Overwegende dat in het Regeerakkoord 1989 voorts is vastgelegd dat de Minister van Justitie en de Staatssecretaris van Welzijn, Volksgezondheid en Cultuur een onderzoekscommissie zullen instellen, waarvan artsen en juristen zullen deel uitmaken;

Besluiten:

Artikel 1

Er is een Commissie onderzoek medische praktijk inzake euthanasie.

Artikel 2

De Commissie heeft tot taak aan de Minister van Justitie en de Staatssecretaris van Welzijn, Volksgezondheid en Cultuur rapport uit te brengen over de stand van zaken met betrekking tot de praktijk van handelen of nalaten door een arts dat leidt tot het levenseinde van een patiënt, al dan niet op diens uitdrukkelijk en ernstig verzoek.

Artikel 3

In de commissie worden benoemd:

a. tot voorzitter, tevens lid:
- prof.mr. J. Remmelink, Procureur-Generaal bij de Hoge Raad der Nederlanden, emeritus-hoogleraar strafrecht aan de Vrije Universiteit Amsterdam

b. tot leden:
- mw.dr. E. Borst-Eilers, vice-voorzitter van de Gezondheidsraad
- prof.dr. S.A. de Lange, emeritus-hoogleraar neurochirurgie aan de Erasmus Universiteit Rotterdam
- prof.drs. J.J.M. Michels, emeritus-hoogleraar verpleeghuisgeneeskunde aan de Katholieke Universiteit Nijmegen
- prof.mr. T.M. Schalken, hoogleraar strafrecht en strafprocesrecht aan de Vrije Universiteit Amsterdam
- prof.mr.dr. C.J.M. Schuyt, hoogleraar empirische sociologie aan de Rijksuniversiteit Leiden

c. tot adviserende leden:
- prof.drs. J. van Londen, Directeur-Generaal van de Volksgezondheid van het Ministerie van Welzijn, Volksgezondheid en Cultuur
- mr. D. van Dijk, Directeur-Generaal Wetgeving van het Ministerie van Justitie

d. tot secretaris:
- mr. A. Kors, raadadviseur bij de Stafafdeling Wetgeving Publiekrecht van het Ministerie van Justitie

tot adjunct-secretaris:
- mr.drs. W.H.B. den Hartog Jager, gerechtsauditeur bij de Hoge Raad der Nederlanden

Artikel 4

De commissie zal ten behoeve van haar taak aan een derde opdracht geven een onderzoek te verrichten dat gericht is op het verwerven van inzicht in de medische praktijk van levensbeëindigend optreden (handelen of nalaten) en in de factoren die daarbij een rol spelen.

Artikel 5

Het onderzoek zal in het bijzonder een inzicht moeten bieden in de relatie tussen de levensbeëindiging enerzijds en de geschiedenis van de medische behandeling, de context van de medische behandeling, alsmede de alternatieven voor het levensbeëindigend handelen of nalaten anderzijds.

Artikel 6

De commissie zal in overleg met de opdrachtnemer van het onderzoek een onderzoeksopdracht en een bijbehorend onderzoeksplan opstellen. De opdrachtnemer zal regelmatig en met inachtneming van hetgeen in het onderzoeksplan is vastgelegd, de commissie op de hoogte houden van de stand van zaken van het onderzoek.

Artikel 7

De commissie is bevoegd, indien zij zulks in het belang van haar werkzaamheden acht, zich te doen voorlichten door daarvoor naar haar oordeel in aanmerking komende personen en instanties. De commissie zal in dit verband de Geneeskundige Inspectie van de Volksgezondheid en het Openbaar Ministerie bij haar taak betrekken.

Artikel 8

De commissie zal haar beoordeling van de uitkomsten van het onderzoek neerleggen in een rapport. Bij deze beoordeling zal zij in ieder geval aandacht schenken aan de drie volgende aspecten van de euthanasie-problematiek:

a. de opvatting van artsen omtrent de grenzen van hun zorgplicht;
b. de pijn- en symptoombestrijding met als neven-effect levensverkorting;
c. het nalaten van een medische behandeling met als gevolg levensbeëindiging.

Artikel 9

De commissie zal zo mogelijk vóór 1 augustus 1991 haar rapport uitbrengen.

Artikel 10

Deze beschikking wordt geplaatst in de Staatscourant. Afschrift van deze beschikking zal worden gezonden aan de Algemene Rekenkamer.

's-Gravenhage, 17 januari 1990

De Minister van Justitie,
E.M.H. Hirsch Ballin

De Staatssecretaris van Welzijn, Volksgezondheid en Cultuur,
H.J. Simons

2 Toespraak van de Minister van Justitie, mr. E.M.H. Hirsch Ballin, mede namens de Staatssecretaris van Welzijn, Volksgezondheid en Cultuur, drs. H.J. Simons, bij de installatie van de Commissie onderzoek medische praktijk inzake euthanasie op 13 februari 1990

Mijnheer de Voorzitter, mevrouw en heren, leden van de commissie, geachte aanwezigen.

Deze bijeenkomst is belegd ter installatie van de commissie die ik tezamen met de Staatssecretaris van Welzijn, Volksgezondheid en Cultuur heb ingesteld voor een grondig onderzoek naar de aard en de omvang van de medische praktijk inzake euthanasie. Deze commissie is niet de eerste die zich met de euthanasieproblematiek bezighoudt. Het lijkt mij daarom van belang dat ik, mede namens Staatssecretaris Simons, op dit moment nog enige aspecten belicht van de taak van uw commissie en van de verwachtingen die aan uw werkzaamheden zijn verbonden.

Laat ik vooropstellen wat wij *niet* van uw commissie verwachten.
Het is *niet* onze bedoeling om via onderzoek en advisering de besluitvorming over de wenselijkheid van wetswijziging inzake euthanasie voor ons uit te schuiven. Ik weet dat er mensen zijn die de afspraak in het regeerakkoord om tot dit onderzoek te komen, hebben gezien als een manier om een politiek moeilijk onderwerp voor ons uit te schuiven. Zeker, euthanasie *is* een politiek moeilijk onderwerp, maar wanneer wij deze taak aan uw commissie geven is dat niet omdat wij dit onderwerp uit de weg willen gaan. Integendeel: wat ons bezighoudt is dat het onderwerp van het medisch handelen rondom het levenseinde uit zichzelf moeilijk is. Wij achten het van belang dat wij die complexiteit van de euthanasieproblematiek in volle ernst onder ogen zien, en daartoe is uw commissie ingesteld. Aan de Tweede Kamer heeft het kabinet de toezegging gedaan, zo mogelijk vóór 1 juni 1991 te berichten welke conclusies wij aan uw rapportage verbinden.
Daarom doe ik u het verzoek, het daarheen te leiden dat de Staatssecretaris en ik enkele maanden daarvòòr uw rapport kunnen ontvangen.
Uw commissie is dus geen alibi voor uitstel van besluitvorming, maar biedt een weg om tot een kwalitatief goede, en hopelijk ook breed gedragen besluitvorming over eventuele wetgeving te komen.

Ik noem nog iets dat uw commissie in elk geval *niet* is. De commissie heeft niet tot taak, als informatiebron van straf- of tuchtrechtelijke vervolging te fungeren. Integendeel, zoals al uit het regeerakkoord bleek zal het onderzoek zo moeten worden uitgevoerd dat de gegevens anoniem worden verwerkt. Er mag dus op worden gerekend dat niemand zich bezwaard zal voelen in het kader van het onderzoek mee te werken aan het bijeenbrengen van de relevante feitelijke informatie.

En ten derde: de commissie is ook *geen* nieuwe staatscommissie met als taak, wenselijkheden inzake toekomstige wetgeving te formuleren. De taak van de commissie is erop gericht het inzicht in de zaak zelf van het medisch handelen inzake het levenseinde te vergroten, te verdiepen en te preciseren. Daarna is het de taak van ons, van het kabinet, om tot een standpuntbepaling te komen.
Zo'n onderzoek achten wij van grote betekenis, juist om een verantwoorde standpuntbepaling mogelijk te maken. Ik zei al: de euthanasieproblematiek is een moeilijk onderwerp, en daarbij doelde ik niet alleen op de politieke moeilijkheid. Wat ik bedoelde is dat het onderwerp te moeilijk is voor een eenvoudige vraagstelling en een eenvoudig antwoord in de trant "het mag" of "het mag niet". Weten wij eigenlijk precies wat "het" is, welke invloed vraag en antwoord aan het ziekbed op elkaar hebben, welke behoeften, welk vermijdbaar en welk onvermijdbaar lijden een vraag om hulp bij het levens-

einde bepalen, welke hulp dan bedoeld is? Hebben wij voor die situaties al het mogelijke gedaan om op een andere manier dan door de dood naderbij te brengen, het levenseinde dragelijk te maken? Moeten wij zeggen dat er situaties zijn waarin de in vrijheid geuite wens te sterven, gerespecteerd moet worden? En als dat zo is, gaat het dan om een wens tot levensbeëindiging, of om een weigering van verdere behandeling? Van welke aard zijn de problemen en onzekerheden die zich in zulke situaties kunnen voordoen? In hoeverre wordt het medisch handelen in deze situaties geëvalueerd en op een bescherming biedende manier getoetst?

Voor ons allen staat vast dat het menselijk leven bescherming verdient en vereist, hoezeer ook de wenselijkheid van wetswijziging verschillend wordt beoordeeld. Wanneer wij een grondig onderzoek in de complexiteit van de problematiek nodig achten, dan is dat uit de overtuiging dat wij aan de besluitvorming omtrent mogelijke wetgeving op dit terrein de grootst mogelijke zorg dienen te besteden. Er zijn wezenlijke belangen in het geding, en wel juist in de situatie van ernstige ziekte, van naderend sterven; kwetsbare belangen. Het is de wens van Staatssecretaris Simons en mij om deze problematiek zo aan te vatten als past in een rechtsstaat, namelijk voortdurend bedacht op de waardigheid van iedere mens als persoon. Wij hopen dat het verdiepte inzicht in deze problematiek besluitvorming mogelijk zal maken die meer dan tot nu toe is gebleken, brede steun geniet.

Met het oog daarop hebben wij de taak van de commissie vrij ruim omschreven. Het zou de latere besluitvorming alleen maar frustreren wanneer dan zou blijken dat belangrijke aspecten – ik noem, bijvoorbeeld, de positie van personen die hun wil niet meer kenbaar kunnen maken – buiten beschouwing zijn gebleven. Uw commissie onderzoekt, maar beoordeelt niet de wenselijkheid van nieuwe wetgeving. Preciezer gezegd: uw commissie structureert en begeleidt een onderzoek dat door een externe wetenschappelijke onderzoeksinstelling wordt uitgevoerd. Alvorens de onderzoeksopzet definitief wordt vastgesteld zullen wij die opzet en het tijdschema nog aan de Tweede Kamer toezenden, zodat uw commissie ook opmerkingen uit de volksvertegenwoordiging kan verdisconteren. De begeleidende taak van uw commissie zal, ten slotte, ook de interpretatie van de onderzoeksresultaten omvatten: u zult dit niet doen om te anticiperen op de beleidsbepaling waartoe wij uit hoofde van onze politieke verantwoordelijkheid dienen te komen, maar om een deskundige visie op de feitelijke betekenis van het onderzoeksresultaat aan ons mee te geven. Wij schieten er weinig mee op als wij daarmee in een situatie komen waarin de een dit in de cijfers leest, en de ander dat. Ook het interpreteren van feitelijk materiaal is vakwerk.

Wij zijn dan ook zeer gelukkig, zulke eminente deskundigen op juridisch, medisch en sociaal-wetenschappelijk terrein als u bereid te hebben gevonden in de commissie zitting te nemen. In u, mijnheer Remmelink, die in uw hoedanigheid van Procureur-Generaal bij de Hoge Raad niet actief bij de vervolging betrokken bent, maar wel als adviseur van ons hoogste rechtscollege en als man van wetenschap recht en werking van het recht als weinigen kent, heeft de commissie bovendien een voorzitter van volstrekt onomstreden gezag. Wij zien met vertrouwen naar de resultaten van uw werkzaamheden uit. Met deze verzekering verklaar ik, mede namens Staatssecretaris Simons, uw commissie geïnstalleerd.

3 Antwoordrede van de voorzitter van de Commissie onderzoek medische praktijk inzake euthanasie, prof.mr. J. Remmelink

Mijnheer de Minister, Mijnheer de Staatssecretaris,

In mijn hoedanigheid van voorzitter van de Commissie, dank ik u, Mijnheer de Minister, voor de mooie, inspirerende, vriendelijke (en dat mag ik natuurlijk niet zeggen: belerende) rede waarmee u haar, mede namens de Staatssecretaris van Volksgezondheid, hebt willen installeren.
U hebt in uw betoog ons allen terecht nog eens willen doordringen van het zo belangrijke en subtiele onderwerp waarmee wij hier bezig zijn. Met – zo mag ik het misschien formuleren – het probleem van de mens, die lijdende aan zware lichamelijke en daarmee niet zelden ook psychische pijnen, en in zijn voorstelling in een volstrekt uitzichtloze, onmenselijke situatie verkerend, zijn arts vraagt hieraan een einde te maken.
Daarbij denken wij niet aan de fase waarin het levenseinde ieder ogenblik verwacht kan worden. Alsdan hebben wij te maken met wat doorgaans "Sterbenshilfe" wordt genoemd: De hulp die de arts dan geeft, en die er primair op gericht is het lijden te verzachten, zal, ook wanneer het levenseinde deswege mogelijk wat eerder dan anders plaats vindt, door ieder weldenkend mens positief worden gewaardeerd. Waar wij bij euthanasie aan moeten denken is het zoëven besproken lijden in een fase waarin het sterven nog niet acuut is. Soms zelfs niet voorspelbaar. Was het onder vigeur van de traditionele door het christelijke geloof doortrokken opvattingen, die ook in onze strafwet terug te vinden zijn zo, dat de medicus aan een dergelijk verlangen weerstand behoorde te bieden, en ook aan de patiënt die zich in dit opzicht zelf wilde helpen alle hulp diende te onthouden, de laatste decennia is de maatschappelijke consensus als gevolg van allerlei factoren, waaronder de enorme vooruitgang van de medische danig gewijzigd. Ook binnen de christelijke kerk. Ik noem hier even de naam van mijn VU-collega, de bekende ethicus professor Kuitert. Maar ook in de katholieke kerkafdeling zal men ongetwijfeld vergelijkbare opvattingen aantreffen.
Gesteld wordt dat onder dergelijke omstandigheden een arts, mits hij zorgvuldig medisch te werk gaat, waarbij verwacht wordt dat hij de patiënt een duidelijke voorlichting geeft over zijn situatie, en een collega in consult roept, en zo zijn er nog meer voorwaarden op te sommen, onder meer een duidelijke rapportage van het geval, aan het gevraagde mag voldoen.
Sinds 1984 wordt een dergelijk standpunt gehuldigd door het Bestuur van de Maatschappij Geneeskunst, schoon, als ik goed zie daarover door buitenlandse artsenorganisaties niet zelden anders wordt gedacht. Ook in Nederland zelf is een belangrijke en respectabele artsenvereniging "tegen". Nu geef ik toe, dat zulks – ik denk nu aan het buitenland – overigens nog maar weinig zegt over de werkelijke gang van zaken.
Doch hoe dat ook zij, onze Hoge Raad heeft gemeend zich bij de zoëven aangeduide veranderde maatschappelijke opvattingen te moeten aansluiten. De mogelijkheid werd aangenomen, dat een arts in de zoëven geschilderde situatie een noodtoestand mag (h)erkennen, waardoor zijn handelen wordt gerechtvaardigd. In deze rechtspraak wordt overigens ontkend, dat zo'n ingrijpen als een actus medicinalis, acte médical, gerubriceerd mag worden. Noodtoestand doet derhalve denken aan een uitzondering, waarbij concrete soms unieke omstandigheden domineren, zij het dat deswege niet slechts de betrokken arts geen verwijt gemaakt kan worden, maar zelfs de daad als rechtmatig moet worden aangemerkt.
M.a.w. een arts, die in een vergelijkbaar geval ook zo zou handelen, zou eveneens vrijuit moeten gaan. De vraag is dan echter telkens, of de omstandigheden inderdaad voldoende identiteit vertonen. Waar de grens van het wel toelaatbare is, zal bij deze rechtsfiguur eigenlijk van geval tot geval bekeken moeten worden.
Als Advocaat-Generaal heb ik in mijn conclusie destijds dit euthanaserend

handelen onrechtmatig geacht en gesteld, dat wij het aan dat deel van de rechterlijke macht, dat wij Openbaar Ministerie noemen, zouden moeten overlaten, om eventueel geen strafvervolging in te stellen in gevallen waarin het onrecht en de verwijtbaarheid te verwaarlozen zijn. Het merkwaardige is nu, dat ook onder de huidige bedeling n'en déplaise het arrest van de Hoge Raad, het Openbaar Ministerie de instantie is, die zich telkens weer moet bezighouden met de vraag, of een strafvervolging moet worden ingesteld.
Bij nadere overweging is dat dus niet zo vreemd, omdat, zo ik zei, noodtoestand in wezen betrekking heeft op een concrete, derhalve tot op zekere hoogte, unieke situatie. Het verschil is echter dat in het huidige systeem de kans dat de verdachte, zou het Openbaar Ministerie besluiten tot vervolging over te gaan, "noodtoestandsgewijs" kans heeft vrij uit te gaan.
Na het arrest van de Hoge Raad kwam in 1985 het advies van de in 1982 ingestelde Staatscommissie, die onder leiding stond van het lid van de Hoge Raad, collega Jeukens. Deze concludeerde tot een zekere legitimatie van de euthanasie. Sinds die tijd is zij gaandeweg met name in de politiek – om het op zijn Wagenings te zeggen – een hot issue geworden met een scherpe tegenstelling van meningen.
Ik ga op dit alles niet verder in, constateer slechts, dat de huidige regering vindt, dat zij, alvorens wetswijziging te overwegen, eerst moet weten hoe het in de praktijk qua aard en omvang met de euthanasie in ons land gesteld is. Onze door u zo juist ingestelde Commissie zal daarvoor de nodige informatie moeten verschaffen.
Nu is het natuurlijk niet zo, dat aan empirisch onderzoek tot dusverre niets is gedaan, al heeft de Staatscommissie, gedompeld als zij reeds was in een overvloed van moeilijke juridische en levensbeschouwelijke problemen, daarvoor geen kans meer gezien. Er waren, en er zijn namelijk overval (wat ik nu maar noem) wetenschappelijke gremia aan het werk, zij het in omvang of in ander opzicht beperkt. Zo is de bekende Groningse professor Griffiths enige tijd geleden begonnen met een onderzoek naar de sociale bedding waarbinnen euthanasie wordt gepraktiseerd. Ons zal vermoedelijk echter, omdat het doel daarvan namelijk ten dele hetzelfde is als het onze, meer intrigeren een onderzoek (zo iets heet in de wereld van de sociologie, meen ik, een effectiviteitsstudie) dat op last van de gemeente Utrecht wordt verricht, en dat begeleid wordt door een indrukwekkende commissie onder leiding van mijn ambtgenoot, de Advocaat-Generaal bij de Hoge Raad, Mr. Meijers. Ik hoop mijn collegae Commissieleden ervan te kunnen overtuigen, dat wij er goed aan doen Mr. Meijers en degenen die daar volgens hem ook bij behoren te zijn, uit te nodigen voor één of meer van onze eerste vergaderingen teneinde ons te vertellen hoe zij het hebben aangepakt, en wat hun resultaten zijn geweest. Mr. Meijers was reeds zo goed ons een exemplaar van een rapport toe te zenden, en wij hebben daaruit kunnen vernemen, dat althans in het gebied (Utrecht) dat is onderzocht, het aantal gevallen van (wat ik nu maar noem) echte euthanasie betrekkelijk gering is. Men erkent echter het bestaan van een dark number. Niettemin bevestigt dit onderzoek de indruk (meer is het niet) die ik van diverse gezaghebbende, betrouwbare mensen heb opgedaan: Wij weten niet wat er allemaal gebeurt, het veld is wat chaotisch, maar wij geloven niet, er zijn geen aanwijzingen, dat er op grote schaal op onverantwoorde wijze euthanasie wordt bedreven. Misschien past dat bij de stelling – zo zullen sommigen zeggen; ik denk aan mensen van de Pro Vita beweging – dat goede stervensbegeleiding het toepassen van euthanasie sterk kan terugdringen.
Voor mij past dit alles bij mijn vermoeden – en ik denk dat vele leden van mijn Commissie daarover ook zo zullen denken – dat wij ons gaan richten tot een voortreffelijke opgeleide en fatsoenlijke beroepsgroep, kortom doorgaans tot mensen, die, geconfronteerd met een aangrijpend drama, met "bestem Wissen und Gewissen" zullen hebben gehandeld, en die in vele gevallen daarbij gehanteerd zullen hebben de normen, die hun zijn voorge-

houden door de Maatschappij Geneeskunst, of zich gericht zullen hebben naar de protocollen die in de diverse ziekenhuizen – bijv. het VU-ziekenhuis en het Antoni van Leeuwenhoekziekenhuis – worden verstrekt. Niettemin zal de één wellicht verder zijn gegaan dan de ander, en wordt er misschien niet voldoende of slordig gerapporteerd. Kortom het is goed te weten wat er allemaal gebeurt. Het is echter, zoals u, Mijnheer de Minister reeds heeft opgemerkt, niet onze taak om eventuele overschrijdingen van de strafbaarheidsgrens op te sporen.
Wij hebben evenmin tuchtrechtelijke oogmerken. Alles wat wij vinden zal volgens de geijkte regels van het sociaal-wetenschappelijk onderzoek worden geanonymiseerd.
In een onderzoek als het onderhavige staan als bij ieder sociaal-wetenschappelijk expertise, twee zaken centraal. Allereerst de validiteit. Ons werk zal van betrouwbare kwaliteit moeten zijn. Het zal op juistheid toetsbaar, in beginsel derhalve repliceerbaar moeten zijn. De ondervragers zullen objectief, niet dominerend te werk moeten gaan, kortom er moet een vertrouwensrelatie met de ondervraagde arts zijn; angst is – dat zal ieder moeten toegeven – een uitermate slechte basis voor een goed gesprek. Het gaat ons namelijk niet om wat er wordt gezegd, maar om wat er is en wordt gedaan. Wij realiseren ons overigens, dat degene die wellicht het meest volledige getuigenis zou kunnen geven er niet meer is.
Wij zullen dat onderzoek – u hebt het al gezegd; het bleek ook reeds uit het instellingsbesluit – door een instituut doen verrichten, dat, zo heb ik begrepen, in de medische branche goed thuis is, en dat staat onder leiding van een hooggeplaatst en goed aangeschreven medicus. Ik kan u de naam van dat wetenschappelijk instituut nog niet onthullen, want de Commissieleden zullen daaraan hun goedkeuring moeten verlenen. Maar spoedheidshalve zijn er reeds contacten gelegd.
De Commissie zal echter in eerste instantie de vraagstellingen moeten formuleren. Zij zal dat moeten doen tegen de achtergrond van wat er tot dusverre is gebeurd, en wat er wellicht zal gebeuren (vandaar mijn wellicht op het eerste gehoor wat overbodig voorkomende) inleiding. Ook zullen wij moeten uitgaan van goede hanteerbare criteria. Ook daarvoor is kennis van hetgeen er eerder op dit gebied is bedacht hoogst nuttig. Zo zullen wij moeten overwegen of wij de in het rapport van de Staatscommissie te vinden definitie van "euthanasie" niet moeten overnemen. Zij zal wel niet volmaakt zijn, maar – dat is mijn persoonlijke mening – zij lijkt mij een praktikabel model. Wij hoeven dan niet opnieuw het wiel uit te vinden.
Daarnaast zullen wij een zware dobber hebben met het wellicht noodzakelijk herformuleren van hetgeen in onze opdracht is gesteld omtrent het onderzoeken van andere vormen van medische bemoeiing, die men wel met euthanasie gelijk wil stellen. Ik denk hier aan het staken van een zinloze medische behandeling of het überhaupt daaraan niet beginnen, als wanneer namelijk in de voorstelling van menig respectabel arts de autonomie van de medische professie in het geding is.
Het zal, zo is mijn indruk, uiterst moeilijk zijn om hier hanteerbare criteria op te stellen, zoals dat overigens wel is geprobeerd. Men ontmoet dan woorden als: kunnen communiceren, zelfredzaamheid, totale afhankelijkheid van het medisch circuit e.d. Maar goed, onze Commissie zal, voorgelicht met name door de daarin zittende medici, moeten nagaan, of zij vormen van aanvechtbare abstinentie kan aanwijzen, die gelijkenis vertonen met euthanasie, om ook die provincie in het onderzoek te kunnen meenemen. Voorop dient echter te staan de erkenning, dat er zich nu eenmaal tragische gevallen voordoen, waarin elke bonafide arts zal terugtreden en zijn patiënt zal moeten overlaten aan iemand, die hem beter zal verzorgen dan de beste arts van de wereld.
Meer curiositeitshalve dan dat ik meen, dat wij hieraan voor ons onderzoek iets zullen hebben, bericht ik nog, dat men reeds in het beroemde werk van Hugo de Groot "Inleiding tot de Hollandse Rechtsgeleerdheid" iets van de

zoëven aangeduide problematiek kan terugvinden, namelijk daar waar hij handelt over, wat Teilhard de Chardin later het verschijnsel mens zal noemen, en dan rept over "wanschapene geboorten", die niet bekwaam zouden zijn om een "redelicke ziele te vat(t)en", en die men in onze landen – Hugo doelt hier vermoedelijk op Europa – niet verder liet leven.
Wij zullen, zo stel ik mij dat althans voor, met name derhalve in onze eerste bijeenkomsten bezig zijn met het opstellen van zinvolle criteria en vragen, en daarmee tevens van ons onderzoeksprogram. Wij hebben berepen, en zoëven ook nog weder gehoord, Mijnheer de Minister en Mijnheer de Staatssecretaris, dat u ook belang hebt bij het resultaat van dat preliminaire overleg, omdat u daarover de Tweede Kamer, naar u haar hebt toegezegd, nog nader zult moeten informeren.
Naast de validiteit van het onderzoek, is ook van centraal belang, de representativiteit. Ons onderzoeksteam zal uiteraard niet alle artsen van Nederland kunnen ondervragen. Te zijner tijd zal derhalve met gebruikmaking van de sociologische technicité moeten worden nagegaan, of onze (wat ik nu maar als leek noem) a-selecte steekproef voldoende representatief is voor het algemene beeld. Ook hier ligt wat onze Commissie betreft natuurlijk een belangrijke taak weggelegd voor professor Schuyt.
Maar, zo zal menigeen vragen, wanneer u nu na de nodige voorbereiding uw onderzoeksteam aan het werk hebt gezet, hebt u dan zelf nog iets te doen? Antwoord: de Commissie zal zich allereerst blijven bemoeien met het enquête-werk, vermoedelijk zal dat wederom primair professor Schuyt zijn. Het kan namelijk zijn – ik verzin maar wat – dat de actieradius van het onderzoek moet worden verkleind of vergroot, of meer gedifferentieerd. En voorts zullen wij te zijner tijd het gevondene grondig moeten bestuderen en evalueren, waarbij geprofiteerd zal kunnen worden van de niet te verwaarlozen juridische en medische deskundigheid die de Commissie in huis heeft (waarbij ik mede denk aan de beide adviseurs die u ons hebt toegevoegd en aan onze secretarissen, doch mijzelf uiteraard niet meetel). M.a.w. de Commissie zal geen doorgeefluik zijn van het onderzoeksteam. Er is – om in de pittige termen te spreken van Minister Maij-Weggen – maar één commissie, en dat zijn wij. Wij dragen namelijk de verantwoordelijkheid. De bewindslieden – zo heb ik de installatierede begrepen – zien dat ook zo.
Ik voeg hieraan toe, dat wij bovendien, gelijk ons dat trouwens in het instellingsbesluit is opgedragen, gesprekken zullen voeren met mensen die zich in de afgelopen jaren intensief met deze materie hebben beziggehouden. Zo zullen wij, naar ik verwacht, contacten leggen met de overleggroep Openbaar Ministerie en Staatstoezicht op de Volksgezondheid. Ook zullen wij ingevolge de zoëven genoemde opdracht moeten spreken met vertegenwoordigers van verenigingen, stichtingen en andere organisaties en personen, bezig op dit terrein. En voorts zullen wij, zo ik reeds deed uitkomen, moeten nagaan of wij niet hier en daar kunnen "samenwerken" met andere onderzoekers.
Wij hebben, – dat wordt mij gaandeweg steeds duidelijker – veel te doen. Aanvankelijk ging ik ervan uit dat wij zo'n anderhalf jaar ter beschikking zouden hebben, maar u hebt ons zoëven laten weten, dat wij niet meer dan een jaar krijgen. Wij zullen nochtans ons best doen, Mijnheer de Minister en Mijnheer de Staatssecretaris om u een doorwrocht, gemotiveerd en gedocumenteerd stuk aan te bieden, waaraan u iets hebt. En verder zal ieder van ons zich maar moeten troosten met het woord van Goethe: Den liebe ich der das Unmögliche versucht.

Ik dank u.

BIJLAGE B

Overzicht van personen en instanties die door de commissie zijn gehoord.

Vergadering van 20 februari 1990

Mr. L.C.M. Meijers, Voorzitter van de begeleidingscommissie Onderzoek beleid naar terminale zorg en euthanasieproblematiek in Utrecht;
Drs. W. Melief, als socioloog verbonden aan het Nederlands instituut voor maatschappelijk werk onderzoek en als onderzoeker betrokken bij het bovenbedoelde onderzoek in Utrecht.

Vergadering van 5 april 1990, 26 april 1990 en 26 februari 1991

Prof.Dr. W. Begeer, Directeur-Generaal van het Centraal Bureau voor de Statistiek;
Drs. H.K. van Tuinen, Directeur Sociale Statistieken van het Centraal Bureau voor de Statistiek.

Vergadering van 5 april 1990 en 26 april 1990

W.H. Cense, arts, Voorzitter van de Koninklijke Nederlandsche Maatschappij tot bevordering der geneeskunst (KNMG) (5 april 1990) Th.M.G. van Berkestijn, arts, secretaris-generaal van de KNMG (5 april en 26 april 1990), Mw.mr. W.R. Kastelein, secretaris KNMG (26 april 1990).

Vergadering van 26 april 1990

mr. B. Schultsz, Algemeen Inspecteur van de Geneeskundige Hoofdinspectie van de Volksgezondheid (GHI);
J.J.L. Pieters, arts, Hoofd van de Afdeling niet-besmettelijke ziekten en basisgezondheidsdiensten van de GHI.

Vergadering van 17 mei 1990

Een vertegenwoordiging van het Nederlands Artsenverbond:
- J. van Rijn, arts, vice-voorzitter;
- Dr. J.G. Verhoeven, internist, penningmeester;
- K.F. Gunning, arts.

Een vertegenwoordiging van de Landelijke Overleggroep Openbaar Ministerie-Staatstoezicht op de Volksgezondheid:
- mr. H. Addens, procureur-generaal bij het Gerechtshof te Leeuwarden, voorzitter;
- W.J.Chr. van Gestel, arts, (toenmalig) Hoofdinspecteur van het Staatstoezicht op de Volksgezondheid.

Vergadering van 14 juni 1990

Een vertegenwoordiging van de Nederlandse Vereniging voor vrijwillige euthanasie:

- J. de Wit, secretaris;
- mw.drs. J. Tromp Meesters, bestuurslid;
- mr. E.Ph.R. Sutorius, juridisch adviseur.

Een vertegenwoordiging van de Nederlandse Maatschappij voor Verpleegkunde:

- mw. G. Boer, beleidsmedewerkster;
- mw. J. de Heer.

Naast de mondeling verkregen informatie van de bovengenoemde personen en instanties heeft de commissie van verschillende zijden schriftelijke informatie ontvangen, die door de betrokken personen en instanties uit eigen beweging aan de commissie kenbaar werd gemaakt.
De commissie stelt er prijs uit jegens dezen haar dank uit te spreken voor hun bijdragen aan de gedachtenvorming binnen de commissie.

BIJLAGE C

ONDERZOEKSOPDRACHT

Kamerstukken II, 1989-1990, 21 300-VI nr.22 (Vastelling van de begroting van de uitgaven en van de ontvangsten van hoofdstuk VI (Ministerie van Justitie) voor het jaar 1990)

Brief van de Minister van Justitie

Aan de Voorzitter van de Tweede Kamer der Staten-Generaal

's-Gravenhage, 11 mei 1990

Overeenkomstig de toezegging in mijn brief van 19 januari 1990 (Kamerstuk 21 300 VI, nr.14) en in aansluiting op mijn antwoorden op de mondelinge vragen van het lid Kohnstamm op 8 mei jl. zend ik u hierbij, mede namens de Staatssecretaris van Welzijn, Volksgezondheid en Cultuur, ter kennisneming in concept de door de Commissie onderzoek medische praktijk inzake euthanasie te verstrekken opdracht aan het Instituut Maatschappelijke Gezondheidszorg van de Faculteit der Geneeskunde en Gezondheidswetenschappen van de Erasmus Universiteit Rotterdam om een *onderzoek* te verrichten *dat gericht is op het verwerven van inzicht in de medische praktijk van levensbeëindigend optreden* (handelen of nalaten) en in de factoren die daarbij een rol spelen.
De hier bedoelde *concept-onderzoeksopdracht* is opgenomen in bijgevoegde brief van de voorzitter van de commissie, prof.mr. J. Remmelink, van heden aan de Staatssecretaris van Welzijn, Volksgezondheid en Cultuur en mij. Voor de toelichting van de commissie op de opdracht en op de beoogde onderzoeksopzet, alsmede voor enkele andere overwegingen van de commissie met betrekking tot het voorgenomen onderzoek, verwijs ik u naar de bijgevoegde brief van prof.Remmelink.
Slechts bij één onderdeel van de brief teken ik het volgende aan. Dit betreft verwijzing aan het slot van paragraaf 7 naar het overleg dat de Staatssecretaris en ik op 10 mei jl. voerden met een vertegenwoordiging van de KNMG over enkele aspecten betreffende het beoogde onderzoek. Dat overleg heeft ertoe geleid, voor zover hier ter zake doende, dat de KNMG in beginsel zal besluiten, onder het voorbehoud van formele instemming van het voltallige hoofdbestuur (waarover zal worden besloten na een technisch overleg met de onderzoeksinstantie), haar leden een positief advies te geven over de bereidheid om medewerking te verlenen aan het voorgenomen onderzoek. De Staatssecretaris en ik hechten eraan hier onze waardering uit te spreken jegens de KNMG voor deze beginselverklaring.
In het bedoelde overleg heb ik toegezegd mij te zullen verstaan met de Vergadering van Procureurs-Generaal, ten einde te geraken tot een instructie van de hoofdofficieren van justitie aan de politie betreffende de wijze van optreden bij de afhandeling van meldingen door artsen aan de politie van gevallen van euthanasie. Die instructie zal in het bijzonder tot onderwerp hebben de discrete wijze van verzamelen van informatie, zowel ten opzichte

van de nabestaanden van de patiënt als ten opzichte van de betrokken medicus.
Voor de goede orde merk ik op dat deze instructie los staat van de bevoegdheid van het Openbaar Ministerie tot het gelasten van een opsporingsonderzoek van een strafvervolging in individuele gevallen.

In mijn hierboven bedoelde brief van 19 januari 1990 aan u kondigde ik aan dat de Staatssecretaris en ik de Tweede Kamer een tijdschema zouden overleggen met betrekking tot de standpuntbepaling van het kabinet op het rapport van de commissie. Gevolg gevend aan deze toezegging kan ik u het volgende mededelen.
Uit de bijgevoegde brief van de voorzitter blijkt dat, indien het beoogde onderzoek kan beginnen op 1 juni a.s. het voorshands mogelijk is dat de commissie haar rapport aan de Staatssecretaris en mij uitbrengt op 1 mei 1991. Indien dit laatste daadwerkelijk het geval zal blijken te zijn, zullen wij ons uiterste best doen de Tweede Kamer vóór 1 juni 1991 mede te delen welke conclusies het kabinet – eventueel voorlopig – trekt uit het rapport van de commissie.

Onder verwijzing naar het slot van de brief van de voorzitter van de commissie, moge ik u dan ook verzoeken het daarheen te leiden dat wij, indien bijgevoegde concept-onderzoeksopdracht aanleiding mocht geven tot reacties van de zijde van de Tweede Kamer, op zeer korte termijn de beschikking kunnen krijgen over die reacties. Deze zullen wij dan doorgeleiden aan de commissie, opdat zij de opdracht tot onderzoek definitief kan geven, waarna het voorgenomen onderzoek inderdaad met ingang van 1 juni a.s. van start kan gaan.

De Minister van Justitie,
E.M.H. Hirsch Ballin

Bijlage bij Kamerstukken II 1989-1990, 21 300-VI nr.22

Aan de Minister van Justitie

Aan de Staatssecretaris van Welzijn, Volksgezondheid en Cultuur

's-Gravenhage, 11 mei 1990

1. Inleiding

De Commissie onderzoek medische praktijk inzake euthanasie heeft, overeenkomstig het daartoe aan haar gerichte onderzoek, bij voorrang uitvoering gegeven aan artikel 6 van de instellingsbeschikking, te weten het opstellen van een onderzoeksopdracht en een bijbehorend onderzoeksplan betreffende het door de commissie te entameren onderzoek.
Ik kan u hierbij mededelen dat de commissie voornemens is aan het Instituut Maatschappelijke Gezondheidszorg van de Faculteit der Geneeskunde en Gezondheidswetenschappen van de Erasmus Universiteit Rotterdam opdracht te geven een onderzoek te verrichten dat gericht is op het verwerven van inzicht in de medische praktijk van levensbeëndigend optreden (handelen of nalaten) en in de factoren die daarbij een rol spelen. Dit instituut zal verantwoordelijk zijn voor de opzet en de uitvoering van het te verichten onderzoek. Als projectleider van het onderzoek zal optreden prof.dr. P.J. van der Maas, hoogleraar maatschappelijke gezondheidszorg aan bovengenoemde faculteit.

2. Onderzoeksopdracht

De door de commissie, in nauw overleg met de projectleider, geformuleerde concept-onderzoeksopdracht luidt als volgt:

1. Het instituut krijgt opdracht wetenschapelijk onderzoek te doen naar en te rapporteren over de stand van zaken met betrekking tot de praktijk van handelen of nalaten door een arts dat tot doel heeft het levenseinde van een patiënt te bespoedigen, al dan niet op diens uitdrukkelijk verzoek. Het onderzoeksrapport zal op een zodanig tijdstip worden opgeleverd dat de commissie haar rapport aan de bewindspersonen kan uitbrengen op 1 mei 1991.
2. De doelstelling van het onderzoek is te komen tot een verantwoorde schatting van het aantal gevallen van euthanasie (levensbeëindiging handelen op verzoek) en van het bewust levensbeëindigend handelen of nalaten niet op verzoek, in de medische praktijk.
3. Onderzocht dient te worden wat de kenmerken zijn van de personen bij wie euthanasie dan wel levensbeëindiging niet op verzoek plaatsvindt; wat de kenmerken van de daarbij betrokken artsen zijn en wat de kenmerken van de daarbij in het geding zijnde beslissingssituaties zijn.
4. Daarnaast dient te worden onderzocht in hoeverre artsen bekend zijn met zorgvuldigheidseisen ten aanzien van de besluitvorming inzake euthanasie en zo ja, of en hoe die in de praktijk worden gehanteerd.
5. Ten slotte dient te worden onderzocht onder welke voorwaarden artsen naar waarheid zullen willen melden dat er sprake is geweest van euthanasie dan wel van bewuste levensbeëindiging niet op verzoek.

3. Toelichting op de opdracht

Ter toelichting op het eerste onderdeel van de bovenweergegeven concept-onderzoeksopdracht merkt de commissie het volgende op. Zij rekent het tot haar taak de stand van zaken met betrekking tot de verschillende vormen van handelen of nalaten door een arts die tot doel hebben het levenseinde van een patiënt te bespoedigen, al dan niet op diens uitdrukkelijk en ernstig verzoek, zo goed mogelijk te doen onderzoeken. De commissie acht het niet

haar taak een oordeel uit te spreken over de toelaatbaarheid van een dergelijk handelen of nalaten door een arts.
Ter toelichting op het tweede onderdeel van de concept-onderzoeksopdracht merkt de commissie op dat zij streeft naar een zo zorgvuldig mogelijke kwantificering van het aantal gevallen van euthanasie en van levensbeëindiging niet op verzoek. Zij is zich ervan bewust dat, in het bijzonder wanneer men bij levensbeëindiging niet op verzoek onderscheid wil maken naar de te onderscheiden groepen van wilsonbekwame patiënten (zoals zwaar defecte pasgeborenen en patiënten in irreversibel coma) kwantificering niet steeds even goed mogelijk zal zijn. Soms zal moeten worden volstaan met een beschrijving van de stand van zaken op grond van incidentele gevallen. Daarbij zal het steeds moeten gaan om de feitelijke medische praktijk en de daarin door artsen gehanteerde overwegingen en niet om officiële standpunten van de betrokken beroepsgroep.
Ter toelichting op het derde onderdeel van de concept-onderzoeksopdracht zou de commissie erop willen wijzen dat zij de vraag naar de doelbewuste levensbeëindiging die de levensverwachting van de betreffende patiënt aanmerkelijk verkort, in dit onderzoek centraal stelt. Bij het optreden van de arts kunnen in ieder geval drie dimensies worden onderscheiden:

a. er is sprake van handelen of nalaten;
b. er is sprake van optreden op verzoek of niet op verzoek;
c. het betreft een wilsbekwame of een wilsonbekwame patiënt.

Het verlichten of verzachten van het lijden vormt, ook wanneer dat mogelijk als ongewild nevengevolg het levenseinde zou bespoedigen, niet een primair onderwerp van onderzoek. Het vragen naar dergelijke beslissingen kan wel gewenst zijn wanneer dit tot een betere begripsafbakening leidt, dan wel een beter inzicht verschaft in de door artsen gehanteerde overwegingen bij de medische beslissingen rond het levenseinde.
Ter verdere toelichting op dit onderdeel 93) merkt de commissie op dat bij kenmerken van personen gedacht kan worden aan bijvoorbeeld leeftijd, geslacht, ziekte waaraan de patiënt leidt, godsdienst of levensovertuiging. Bij kenmerken van artsen valt te denken aan onder andere leeftijd, geslacht, specialisme (waaronder ook de huisarts is te verstaan), godsdienst of levensovertuiging. Bij kenmerken van de beslissingssituatie kan onderscheid worden gemaakt naar de toestand van de patiënt (redenen waarom het lijden als ondraaglijk wordt ervaren), naar de geneeskundige aspecten (zoals het voldoende onderzocht zijn van mogelijke alternatieven voor de behandeling en voor het verlichten van het lijden) en naar sociale kenmerken (zoals de houding van de familie of vrienden).
Bij het vierde onderdeel van de concept-onderzoeksopdracht zou de commissie alleen willen opmerken dat hier gedoeld wordt op de zorgvuldigheidseisen inzake euthanasie, zoals die in de jurisprudentie zijn ontwikkeld en zijn opgesteld doorr de Gezondheidsraad en de KNMG.

4. Opzet van het onderzoek

De commissie geeft hieronder nog enige overwegingen met betrekking tot de keuze van de opzet van het door haar te entameren onderzoek. Bij het uitwerken van de opzet van het onderzoek moet rekening worden gehouden met ten minste *drie kenmerken* van de vraagstelling. Het eerste is het vereiste van een zorgvuldige begripshantering; het tweede is het streven naar een zo betrouwbaar mogelijke kwantificering en het derde kenmerk is het verkrijgen van inzicht in de beslissingen en in de achtergronden daarvan. Om een zo *zuiver mogelijke begripshantering* te garanderen is het gewenst dat respondenten (artsen) persoonlijk worden benaderd. Schriftelijke vragenlijsten kunnen tot misverstanden aanleiding geven, hoe zorgvuldig ze ook worden opgesteld. Een vis à vis contact tussen respondent en goed getrainde interviewer biedt de meeste garanties voor zorgvuldigheid.

Het maken van een *kwantitatief correcte schatting* vereist dat niet alleen kennis wordt verkregen van het aantal gevallen van euthanasie, maar dat ook precies bekend is wat het totaal aantal sterfgvallen is waaruit deze euthanasie-gevallen voortkomen. Om hier tot betrouwbare schattingen te komen is het gewenst naast een steekproef uit artsen ook een steekproef te trekken uit individuele sterfgevallen. Beide mogelijkheden zullen hieronder nog worden uitgewerkt. Daarnaast vereist het streven naar een zo spoedig mogelijke kwantificering een minimalisering van de non-response bij dit onderzoek. Een zorgvuldig samengestelde steekproef van beperkte omvang waarbij de non-response zo laag mogelijk kan worden gehouden, is te verkiezen boven een omvangrijke steekproef waarin een groot deel van de respondenten zijn medewerking weigert. Er zullen voorwaarden moeten worden geschapen om de non-response in dit onderzoek zo laag mogelijk te maken. De wenselijkheid om ook de *achtergronden van beslissingen* om al dan niet tot euthanasie of bewust levensbeëindigend handelen of nalaten niet op verzoek over te gaan, te onderzoeken, versterkt eens te meer de noodzaak van een rechtstreeks mondeling contact tussen respondent en interviewer. Uit het bovenstaande volgt reeds dat het onderzoek ten minste betrekking zal moeten hebben op mondelinge intervieus bij een zorgvuldig samengestelde groep respondenten door een aantal ter zake deskundige interviewers. Daarnaast kan voor het kwantificerende gedeelte ook een schriftelijke benadering worden gevolgd.

5. Mondelinge interviews

5.1. De selectie van respondenten

Zowel het streven naar een zorgvuldige schatting van de omvang van het verschijnsel als het streven naar het inzicht in de achterliggende overwegingen bij euthanasie en bewust levensbeëindigend handelen of nalaten niet op verzoek pleiten ervoor om in ieder geval individuele artsen als respondenten te kiezen. Omdat verschillende categorieën artsen in verschillende mate met sterfgevallen worden geconfronteerd en daarbinnen ook weer per artsencategorie zeer uiteenlopende kansen op verzoeken om euthanasie zullen optreden, moet de groep respondenten zorgvuldig worden samengesteld. Er zullen huisartsen, verpleeghuisartsen en specialisten worden benaderd, met name uit die specialismen waarin men met vraagstukken rond het levenseinde kan worden geconfronteerd.

5.2. Retrospectief onderzoek

De artsen zullen worden benaderd met het verzoek een gesprek te willen toestaan. Zij zullen worden benaderd met een gestructureerd interview met half open vragen over euthanasie en bewust levensbeëindigend handelen of nalaten niet op verzoek. In dat interview komen in ieder geval aan de orde:
- enige achtergrondkenmerken van de arts;
- het totaal aantal sterfgevallen waarmee de betreffende arts in de voorafgaande periode is geconfronteerd, onderverdeeld naar een aantal kenmerken;
- euthanasieverzoeken waarmee de arts in de afgelopen periode is geconfronteerd;
- overwegingen om een dergelijk verzoek al dan niet te honoreren, in relatie tot de medische, sociale en jurische context;
- de betekenis van alternatieven voor de levensbeëindiging;
- de godsdienstige of levensbeschouwelijke achtergrond van de patiënt;
- de betrokkenheid van andere bij de beslissing;
- het aantal gevallen waarin euthanasie is toegepast;
- andere beslissingen tot levensbeëindiging niet op uitdrukkelijk verzoek en de daarbij gehanteerde overwegingen;

- wensen omtrent aard en inhoud van regelingen rond euthanasie en doelbewuste levensbeëindiging;
- overwegingen om al dan niet de verklaring van overlijden naar waarheid in te vullen.

5.3 Prospectief onderzoek

Voor wat betreft de kwantitatieve aspecten die moeten worden onderzocht, heeft bovenvermelde retrospectieve benadering beperkingen. Zowel bij de schatting van de aantallen gevallen van euthanasie als bij het totaal aantal sterfgevallen waarmee de arts is geconfronteerd, kunnen geheugenvertekeningen optreden. Daarom moest naast het retrospectieve onderzoek ook een prospectief onderzoek worden uitgevoerd. Daarbij wordt aan dezelfde artsen gevraagd om van iedere verklaring van overlijden die zij invullen enige kerngegevens vast te leggen. Naast deze kerngegevens die ook op de overlijdensverklaring voorkomen, kan dan worden vastgelegd of er sprake is geweest van enige medische beslissing die tot doel heeft het levenseinde te bespoedigen. Binnen die groep kan dan een aantal specificaties worden gegeven.
De commissie onderkent dat beide bovenvermelde onderzoeksvormen hun beperkingen hebben. Retrospectieve informatie is vooral gevoelig voor vertekening onder invloed van het geheugen, terwijl actuele informatie over recent uitgevoerde euthanasie zeker gevoelig is voor vertekening onder invloed van onder andere sociale wenselijkheid. De situatie is hier dat artsen bij het nemen van beslissingen en bij het invullen van verklaringen zich bewust zijn van het feit dat zij participeren in dit onderzoek. Men kan zich voorstellen dat deze omstandigheid de wijze waarop informatie wordt verstrekt, beïnvloedt. Om dit risico te vermijden is het volgens de commissie van belang om zowel de retrospectieve als de prospectieve informatie van dezelfde artsen te betrekken. Wanneer bij goed uitgevoerde interviews de artsen vertrouwen in het onderzoek hebben gekregen, kan men zich voorstellen dat zij zich willen committeren aan een zorgvuldig bijhouden van de sterfgevallen.

6. Steekproef uit sterfgevallen

Ter aanvulling op het hierboven onder 5.1 beschreven onderzoek is het volgens de commissie gewenst om een steekproef uit afzonderlijke sterfgevallen te trekken. Het doel van zodanige steekproef is om de kwantitatieve context van de te onderzoeken beslissingsituaties verder in kaart te brengen. De ingang om deze steekproef te trekken, zal de vastlegging van doodsoorzaken door het Centraal Bureau voor de Statistiek (CBS) zijn. Er wordt hier echter de nadruk op gelegd dat het bij deze steekproef niet gaat om de doodsoorzaken. In grote lijnen is de opzet van de steekproef als volgt. Voorop staat dat de te kiezen procedure een absolute garantie moet inhouden voor een anonieme verwerking van de onderzoeksgegevens. Volgens een nader te specificeren procedure zal een steekproef worden getrokken uit de bij het CBS binnenkomende doodsoorzaakverklaringen. Het CBS zal vervolgens aan de bij het betreffende sterfgeval betrokken behandeld arts een kort briefje zenden met een verzoek om nadere informatie omtrent het levenseinde van de patiënt. Ook hier gaat het in het bijzonder om informatie over medische beslissingen die tot doel hebben gehad het levenseinde te bespoedigen. Binnen deze categorie beslissingen worden enige onderverdelingen aangebracht. Een belangrijk punt bij de terugzending door de arts van de gevraagde gegevens is de garantie van volledige anonimiteit.

7. Medewerking van de beroepsgroep

Om de non-response zo laag mogelijk te houden is naar de mening van de commissie een brede acceptatie van het voorgenomen onderzoek door de beroepsgroep een eerste vereiste. Ten einde deze acceptatie optimaal te doen zijn, verdienen de volgende zaken de aandacht.

a. de uitdrukkelijke steun van de KNMG, de betrokken hoofdinspecties van de volksgezondheid en de betrokken ministeries;
b. een zorgvuldige presentatie in de grote medische vakbladen bij de aanvang van het onderzoek;
c. de uitvoering van de interviews door artsen.
(Bij een deel van de interviews zullen behalve artsen ook andere deskundigen worden betrokken). Er moet een groep artsen worden samengesteld die als interviewer kunnen optreden en die ten minste aan een aantal nader te stellen eigenschappen moeten voldoen. Tegen een keuze voor artsen als interviewers zou kunnen pleiten het argument dat op deze wijze de beroepsgroep een belangrijke discussie mogelijkerwijs afschermt. Daar staat een belangrijk voordeel tegenover, namelijk dat alleen artsen in staat zijn te overzien wat een zorgvuldige beschrijving van de medische kanten van de beslissingssituatie in concreto inhoudt. Dat betekent dat juist zij in staat zijn tot het stellen van zorgvuldige nadere vraen in onduidelijke gevallen en dat zij in staat zijn vast te stellen of in een bepaald geval al dan niet sprake was van euthanasie of doelbewuste levensbeëindiging. Bij een goede selectie en begeleiding zullen artsen als interviewers meer en betrouwbaarder informatie kunnen produceren.
d. het bieden van maximale garanties omtrent de bescherming van de gegevens.
Dit houdt in dat de tijdens het onderzoek te verzamelen gegevens in hun tot individuen herleidbare vorm op geen enkele manier door enige partij (ok niet door de commissie) opeisbaar zullen zijn. De wijze waarop de gegevens (zowel die afkomstig van de interviews als die afkomstig van de steekproef via het CBS) beveiligd zullen worden, zal schriftelijk worden vastgelegd en aan alle partijen ter goedkeuring worden voorgelegd. De aan het onderzoek deelnemende artsen krijgen een afschrift van de regeling met betrekking tot de gegevensbeveiliging. Er zal overigens moeten worden voldaan aan de van toepassing zijnde bepalingen van de Wet persoonsregistraties (Stb. 1988, 665).

In aansluiting op het bovenstaande moge nog het volgende dienen. De commissie acht het ter wille van het welslagen van het onderzoek noodzakelijk dat de medewerking van de betrokken beroepsgroep verzekerd is. De commissie is daartoe in eerste instantie in overleg getreden met de Geneeskundige Hoofdinspectie van het Staatstoezicht op de Volksgezondheid en met de Koninklijke Nederlandsche Maatschappij tot bevordering der Geneeskunst (KNMG). Namens de KNMG is aan de commissie medegedeeld dat de bereidheid tot het geven van een positief advies aan de leden betreffende de medewerking aan het voorgenomen onderzoek afhankelijk is van het voldoen aan enkele randvoorwaarden. Deze randvoorwaarden zijn deels van inhoudelijke aard (zij betreffen de voorgestelde opzet en de voorgenomen uitvoering van het onderzoek) en deels van politieke aard. Over de eerstbedoelde randvoorwaarden vindt nog nader overleg plaats tussen de onderzoeksinstantie en een vertegenwoordiging van de KNMG. Wat de laatstbedoelde randvoorwaarden aangaat, heeft de commissie geconstateerd dat de KNMG deze bij brief van 3 mei jl. onder de aandacht van u beiden heeft gebracht. Ook is de commissie in kennis gesteld van het feit dat op 10 mei jl. tussen u beiden en de KNMG overleg heeft plaatsgehad over in het bijzonder de door de landelijke Overleggroep Openbaar Ministerie-Staatstoezicht op de Volksgezondheid medio 1986 voorgestelde procedure voor de melding an door een arts toegepaste euthanasie, alsmede over enige aspecten van het onderhavige onderzoek. De commissie gaat er van uit dat zij over de uitkomst van dat overleg zal worden geïnformeerd. Die informatie zal worden betrokken bij het hierboven bedoelde nader overleg met de KNMG. De commissie merkt hier nog op dat de concept-onderzoeksopdracht nog met vertegenwoordigers van de Landelijke Overleggroep Openbaar Ministerie-Staatstoezicht op de Volksgezondheid is besproken. Ten slotte zij hier vermeld dat de commissie zich voorstelt dat in tweede instantie nog raadpleging van deskundigen uit het veld bij de uitwerking van de opzet van het voorgenomen onderzoek zal plaatsvinden. Dit zal primair geschieden door de onderzoeksinstantie.

8. Projectverantwoordelijke instantie

Zoals in het begin van deze brief reeds is aangegeven, zal het Instituut Maatschappelijke Gezondheidszorg van de Faculteit der Geneeskunde en Gezondheidswetenschappen van de Erasmus Universiteit Rotterdam voor het bovenbeschreven onderzoek verantwoordelijk zijn. Als projectleider zal, zoals eveneens reeds werd vermeld, optreden prof.dr. P.J. van der Maas. Deze is direct verantwoording verschuldigd aan de commissie. De commissie meent dat, ter wille van het welslagen van het voorgenomen onderzoek, de betrokkenheid van het Centraal Bureau voor de Statistiek daarbij onontbeerlijk is. Zij is verheugd dat het CBS bereid is gevonden op nog nader in een afzonderlijke opdracht aan te geven voorwaarden medewerking aan het onderzoek te verlenen.
Deze voorwaarden zijn hierboven bij de beschrijving van de opzet van het onderzoek reeds hierboven onder 6 aangegeven onderzoek, welk onderzoek in nauwe samenwerking met het eerder in deze brief vermelde Instituut Maatschappelijke Gezondheidszorg zal worden uitgevoerd. Met behoud van de eigen verantwoordelijkheid van het CBS voor het door het bureau uit te voeren onderzoek, geldt dat het hier een onderdeel van de opdracht aan het instituut betreft. Dit houdt in dat de projectleider één geïntegreerd rapport aan de commissie zal uitbrengen over de hierboven bedoelde onderzoeken. Het rapport van de projectleider wordt openbaar gemaakt als onderdeel van het door de commissie aan u beiden uit te brengen rapport. De commissie tekent bij het bovenstaande nog aan dat voor het gehele onderzoek geldt dat bij de opzet van de uitvoering ervan, alsmede wat de rapportage aangaat, een nauwe samenwerking tussen het instituut en het CBS geboden is. Het bovenstaande laat onverlet de separate publikatie door het CBS voor het zelf uitgevoerde onderzoek.
Voorts merkt de commissie op dat ook de Geneeskundige Hoofdinspectie van de Volksgezondheid bij het onderzoek zal worden betrokken. Ten slotte wijst zij er op dat als onderdeel van het onderzoek eveneens een literatuuronderzoek zal worden verricht.

9. Publieksenquête

De commissie heeft overwogen om, in samenhang met het hierboven beschreven onderzoek, een zogeheten publieksenquête te doen houden. Na ampele overwegingen is zij tot de conclusie gekomen dat een dergelijk onderzoek bij de naaste omgeving van de patiënt geen aanbeveling verdient. In het door de commissie uit te brengen eindrapport zal zij voor deze afwijzing een uitvoerige en grondige motivering geven. Hier volstaat zij met de twee navolgende overwegingen. De commissie is niet ervan overtuigd dat een dergelijk onderzoek, naast heet reeds voorgestelde onderzoek, tot een beter inzicht in de onderhavige problematiek of tot meer betrouwbare resultaten zal leiden. Daarnaast heeft de commissie nadrukkelijk overwogen dat de bij een dergelijk onderzoek aan de orde zijnde vraagstellingen diep ingrijpen in de persoonlijke levenssfeer van de betrokkenen uit de naaste omgeving van de overledene. Het opnieuw in herinnering roepen van de situatie rond het levenseinde van laatstgenoemde zal een emotionele belasting voor de ondervraagden vormen, waaraan zij niet dan in uiterste noodzaak zouden moeten worden blootgesteld. Die noodzaak is, gelet op het eerder in deze brief voorgestelde onderzoek, naar het oordeel van de commissie niet aanwezig. Om deze redenen ziet de commissie af van het laten verrichten van een zogeheten publieksenquête.

10. Ten slotte

Ter toelichting op en ter verantwoording van de keuze van de commissie voor het instituut moge ik nog het volgende naar voren brengen. De keuze van de commissie voor het Instituut Maatschappelijke Gezondheidszorg is ingegeven door de overweging dat de projectleider over brede kennis en ruime ervaring beschikt met betrekking tot wetenschappelijk bevolkingsonderzoek waarbij het gaat om een combinatie van medische en maatschappelijke aspecten. De ervaring met dit – zogeheten – epidemiologisch onderzoek was voor de commissie doorslaggevend bij haar keuze voor het instituut van prof. Van der Maas. Daarnaast heeft de commissie uitdrukkelijk overwogen dat het onderzoek op een zodanig tijdstip moet zijn afgerond en de bevindingen ervan op een zodanig tijdstip aan de commissie moeten zijn overgelegd, dat zij in staat is om zo mogelijk vóór 1 mei 1991 te voldoen aan haar opdracht, neergelegd in artikel 2 van de instellingsbeschikking, aan u beiden rapport uit te brengen over de stand van zaken met betrekking tot de praktijk van handelen of nalaten door een arts dat leidt tot het levenseinde van een patiënt, al dan niet op diens uitdrukkelijk en ernstig verzoek. De commissie is voorshands van mening dat de bovenvermelde concept-onderzoeksopdracht voldoende waarborgen bevat om aan bovenaangeduide tijdige rapportage door de commissie te kunnen voldoen. Vooropgesteld dat de onderzoeksinstantie ook daadwerkelijk een begin kan maken met het onderzoek op 1 juni 1990. Alsdan is het slechts mogelijk dat het onderzoek uiterlijk medio april 1991 kan zijn afgerond.
Met het oog op het bovenstaande veroorlooft de commissie zich u in overweging te geven de onderhavige concept-onderzoeksopdracht op zeer korte termijn aan de Tweede Kamer ter kennis te brengen, dit overeenkomstig de toezegging van de Minister van Justitie in zijn brief van 19 januari 1990 aan de Voorzitter van de Tweede Kamer (Kamerstukken II, 1989-1990, 21 300 VI nr.14). In die brief werd eveneens medegedeeld dat u de eventuele reacties van de zijde van de Tweede Kamer aan de commissie zou overbrengen. De commissie zou het op prijs stellen, met het oog op de wenselijkheid van een spoedige aanvang van het onderhavige onderzoek, uw berichten op korte termijn te mogen ontvangen.

De voorzitter,
prof.mr. J. Remmelink

BIJLAGE D

Samenstelling van de subcommissie onderzoeksopzet

Prof. mr. dr. C.J.M. Schuyt, voorzitter, lid van de Commissie onderzoek medische praktijk inzake euthanasie

Mevr. dr. E. Borst-Eilers, lid van de Commissie onderzoek medische praktijk inzake euthanasie

Dhr. J.J.M. van Delden, arts, onderzoeker, verbonden aan het Universitair Centrum voor bio-ethiek en gezondheidsrecht van de RUU.

Dr. Ir. P. Kooiman, Hoofd Statistische Methoden van de Directie Methoden en Ontwikkeling van het CBS

Prof. dr. P.J. van der Maas, projectleider van het onderzoek

Dhr. J.J.L. Pieters, arts, Geneeskundige Hoofdinspectie voor de Volksgezondheid.

Mevr. drs. L. Pijnenborg, onderzoekster, verbonden aan het IMGZ van de EUR.

Prof. T.M. Schalken, lid van de Commissie onderzoek medische praktijk inzake euthanasie

Dr. C. Spreeuwenberg, huisarts, KNMG

Drs. H.K. van Tuinen, Directeur Sociale Statistieken van het CBS

Mr. A. Kors, Secretaris van de Commissie onderzoek medische praktijk inzake euthanasie.

BIJLAGE E

1. Uittreksel uit het Regeerakkoord 1989
(Kamerstukken II, 1989-1990, 21 132 nr.8).

2. Brief van de Minister van Justitie van 1 oktober 1990 aan de Voorzitter van de Tweede Kamer der Staten-Generaal betreffende de wijze van optreden bij de afhandeling van meldingen door artsen van gevallen van euthanasie
(Kamerstukken II, 1990-1991, 21 800 VI nr. 5).

3. Brief van de Minister van Justitie van 1 november 1990 aan de Voorzitter van de Tweede Kamer der Staten-Generaal
(Kamerstukken II, 1990-1991, 21 800 VI nr. 23).

4. Vereisten voor zorgvuldig medisch handelen, zoals opgenomen in het bij de Tweede Kamer aanhangige wetsvoorstel inzake euthanasie
(Kamerstukken II, 1987-1988, 20 383).

I. Uittreksel uit het Regeerakkoord 1989 (Kamerstukken II, 1989-1990, 21 132 nr.8 blz.47)

17. Euthanasie

In aansluiting op de brief van de informateur dd. 18 september (1989) en de antwoorden daarop van de fractievoorzitters van resp. CDA en PvdA heeft nader overleg plaatsgevonden. Het resultaat hiervan luidt als volgt:
Uitgaande van de gedachte dat er geen werkelijk inzicht bestaat in omvang en aard van de medische euthanasiepraktijk, stellen de ministers van Justitie en Volksgezondheid een onderzoekscommissie van artsen en juristen in, die rapporteert over:

- het aantal sterfgevallen waarin op basis van zorgvuldig omschreven medisch handelen, sprake is van euthanasie;
- het antwoord op de aan medici o.m. te stellen vraag onder welke voorwaarden zij naar waarheid zullen willen melden dat euthanasie heeft plaatsgevonden; hierbij wordt gegarandeerd dat het onderzoek wordt geanonimiseerd, zodat geen strafvervolging kan voortvloeien uit de mededelingen door artsen gedaan aan de onderzoekscommissie.

De status quo in het vervolgingsbeleid blijft gehandhaafd, waarbij elk geval van euthanasie dat ter kennis komt van justitie wordt beoordeeld door de Vergadering van P.G.'s, in het licht van de ontworpen richtlijnen.
De al bestaande teams van pijnbestrijding worden uitgebreid en middelen voor onderzoek naar pijnbestrijding worden verruimd.
De mogelijkheden voor thuiszorg van terminale patiënten en stervensbegeleiding worden uitgebreid.
De wenselijkheid van nieuwe wetgeving terzake van euthanasie wordt bezien het licht van:

- het rapport van bovengenoemde commissie;
- de stand van de jurisprudentie op dat moment;
- de ontwikkeling van pijnbestrijdingstechnieken alsmede de beschikbaarheid daarvan en van de voorzieningen voor stervensbegeleiding en thuiszorg.

In het licht van het bovenstaande wordt bevorderd dat het nieuwe kabinet zodra het is aangetreden, de Kamer zal vragen wetsontwerp 20 383 voor onbepaalde tijd te schorsen; met dien verstande dat de PvdA zich op generlei wijze gevonden acht aan dit wetsontwerp.
Op deze wijze wordt nu afgezien van een inhoudelijk oordeel over bovengenoemd wetsontwerp en over andere wetsvoorstellen, of dat nu betreft het voorliggende wetsvoorstel van D66 of andere voorstellen van wet die nog geformuleerd zouden kunnen worden.
Met betrekking tot bovengenoemd onderzoek is het van belang goed aandacht te geven aan de omschrijving van de te onderzoeken casusposities. Daar is temeer aanleiding voor nu er aanwijzingen zijn dat datgene wat in de praktijk in de samenleving euthanasie wordt genoemd, niet altijd samenvalt, resp. in het algemeen een veel ruimere omschrijving inhoudt als datgene waarvoor de staatscommissie en in haar voetspoor de wetgever in de verschillende wetsvoorstellen het begrip euthanasie heeft gereserveerd (vergelijk onder meer het oude onderscheid tussen actieve en passieve euthanasie). Om deze reden verdient het ook overweging op een goede wijze in het onderzoek te betrekken de inspectie van de volksgezondheid en de expertise van het openbaar ministerie; resp. een goed contact te verzekeren tussen de in te stellen onderzoekscommissie en deze instanties. Tenslotte lijkt het van belang bij het onderzoek ook bijzondere aandacht te geven aan de geografische spreiding, opdat het inzicht optimaal wordt.

2. Brief van de Minister van Justitie van 1 oktober 1990 aan de Voorzitter van de Tweede Kamer der Staten-Generaal (Kamerstukken II, 1990–1991, 21 800-VI nr.5)

Tijdens het mondeling overleg met de vaste commissies voor Justitie en voor de Volksgezondheid op 31 mei 1990 over de concept-onderzoeksopdracht aan de Commissie onderzoek medische praktijk inzake euthanasie (Kamerstukken II, 21 300 VI, nr.24) heb ik toegezegd de Kamer te zullen informeren over de resultaten van het overleg dat ik zou voeren met de vergadering van Procureurs-Generaal over een op te stellen instructie van de hoofdofficieren van justitie aan de politie betreffende de wijze van optreden bij de afhandeling van meldingen door artsen van gevallen van euthanasie. De vergadering van Procureurs-Generaal heeft heden besloten tot de vaststelling van de tekst van een brief aan de hoofdofficieren van justitie betreffende het optreden van de politie bij de afhandeling van meldingen door artsen van gevallen van euthanasie of hulp bij zelfdoding. Overeenkomstig mijn bovenbedoelde toezegging doe ik u hierbij de tekst van deze brief ter kennisneming toekomen.

De Minister van Justitie,
E.M.H. Hirsch Ballin

Brief inzake het optreden van de politie bij de afhandeling van meldingen door artsen van gevallen van euthanasie of hulp bij zelfdoding.

Aan de hoofdofficieren van justitie.

De Minister van Justitie en de Staatssecretaris van Welzijn, Volksgezondheid en Cultuur hebben op 10 mei 1990 overleg gevoerd met een vertegenwoordiging van de Koninklijke Nederlandsche Maatschappij tot bevordering der Geneeskunst (KNMG) over het door de Commissie onderzoek medische praktijk inzake euthanasie (Commissie-Remmelink) te entameren onderzoek, gericht op het verwerven van inzicht in de medische praktijk van levensbeëindigend optreden (handelen of nalaten) en in de factoren die daarbij een rol spelen.

In dit overleg heeft de Minister van Justitie toegezegd zich te zullen verstaan met de vergadering van Procureurs-Generaal, ten einde te garaken tot een instructie van de hoofdofficieren van justitie aan de politie betreffende de wijze van optreden bij de afhandeling van meldingen door artsen van gevallen van euthanasie.

Zoals bekend, zijn er in verschillende arrondissementen procedure-afspraken gemaakt met betrekking tot de afhandeling van meldingen door artsen van gevallen van euthanasie of hulp bij zelfdoding. Vrijwel overal wordt conform deze afspraken gehandeld. Desalniettemin verdient het aanbeveling voor wat betreft die arrondissementen waar de afhandeling van de melding door artsen van gevallen van euthanasie niet in alle opzichten even bevredigend verloopt, aandacht te vragen voor een discrete wijze van optreden door de politie in voorkomende gevallen.

Ik zou het op prijs stellen indien u bij uw periodiek overleg met de korpsleiding de volgende aandachtspunten, ten overvloede wellicht, zoudt willen betrekken. Indien in het kader van de toepassing van de Wet op de lijkbezorging door een arts melding wordt gemaakt van een geval van euthanasie, dan wel van een niet-natuurlijke dood, en de officier van justitie een politieambtenaar opdraagt een onderzoek in te stellen, verdienen de volgende as-

pecten voor wat betreft het optreden van de betrokken politie-ambtenaar de bijzondere aandacht.
De politie-ambtenaar zal – vanzelfsprekend – vóór het verhoor de betrokken arts erop wijzen dat hij, overeenkomstig het bepaalde in artikel 29, tweede lid, van het Wetboek van Strafvordering, niet tot antwoorden verplicht is. Het optreden dient zowel ten opzichte van de nabestaanden van de patiënt als ten opzichte van de betrokken arts op de meest discrete wijze te geschieden. In verband met de bijzondere omstandigheden van elk geval van melding, dient zoveel mogelijk rekening te worden gehouden met de wensen van de betrokken arts en de nabestaanden voor wat betreft de wijze van het horen in het kader van het onderzoek.
Uitgangspunt zal dienen te zijn dat het horen van de arts door de betrokken politie-ambtenaar niet in uniform, maar in burgerkleding geschiedt. Tevens dient uitgangspunt te zijn dat de politie-ambtenaar zich naar de plaats van verhoor begeeft met een motorrijtuig dat niet als zodanig herkenbaar is als afkomstig van de politie. Indien aan deze twee uitgangspunten wordt vastgehouden, zal het verhoor kunnen plaatsvinden op het adres waar de betrokken arts zijn praktijk uitoefent en niet op het bureau van politie. Zoals gezegd, speelt de wens van de betrokkenen ter zake een grote rol.
Zoals ik eerder in deze brief aangaf, vindt het onderzoek door de politie in vele arrondissementen feitelijk reeds plaats volgens de bestaande, goed functionerende afspraken.
Daarvoor geldt het bovenstaande dan ten overvloede.

De Procureur-Generaal
bij het gerechtshof te.....

oktober 1990

Brief betreffende procedure inzake de melding van euthanasie of hulp bij zelfdoding

Aan de hoofdofficieren van justitie.

De Minister van Justitie en de Staatssecretaris van Welzijn, Volksgezondheid en Cultuur hebben overleg gevoerd met de landelijke Overleggroep Openbaar-Ministerie Staatstoezicht op de Volksgezondheid en de Koninklijke Nederlandsche Maatschappij tot bevordering der Geneeskunst over een procedure inzake de melding door artsen van euthanasie of hulp bij zelfdoding. Dit overleg is uitgemond in een voorstel voor zodanige meldingsprocedure, dat aan de vergadering van procureurs-generaal om advies is voorgelegd. De vergadering heeft op 24 oktober 1990 ingestemd met de tekst van de meldingsprocedure. Ik doe u hierbij de meldingsprocedure toekomen met heet verzoek in de toekomst overeenkomstig deze procedure te handelen.

Bij de bespreking van de meldingsprocedure in de vergadering van procureurs-generaal zijn enkele punten naar voren gekomen die ik hierbij ter toelichting op bijgaande tekst onder uw aandacht breng. De vergadering heeft als haar oordeel uitgesproken dat ervan wordt uitgegaan, dat de betrokken arts de gemeentelijke lijkschouwer zo volledig mogelijke documentatie verschaft, opdat deze laatste op zijn beurt de ontvangen documentatie aan de officier van justitie kan overleggen. De beschikbare informatie zal toereikend moeten zijn voor de oordeelsvorming van de officier van justitie over het al of niet doen instellen van een politie-onderzoek. Hij zal ten volle moeten kunnen blijven toetsen of is gehandeld in strijd met de bepalingen van het Wetboek van Strafrecht en de interpretatie die daaraan in de rechtspraak is gegeven. Indien de beschikbare informatie voor dit laatste doel on-

voldoende mocht zijn, zal een opsporingsonderzoek, uitmondend in een proces-verbaal, geïndiceerd zijn.
De procureurs-generaal zijn van oordeel dat met deze meldingsprocedure geen wijziging wordt gebracht in het bestaande vervolgingsbeleid; zij zullen de bespreking van de gevallen in de vergadering van procureurs-generaal op de gebruikelijke wijze voortzetten.
Voorts breng ik onder uw aandacht dat de procureurs-generaal in hun bovengenoemde vergadering tevens hebben besloten om de meldingsprocedure na een jaar te evalueren.
Ten slotte wijs ik erop dat ik voornemens ben de meldingsprocedure in de ressortsvergadering met u te bespreken.

De procureur-generaal
bij het gerechtshof te....

2 november 1990

3. Brief van de Minister van Justitie van 1 oktober 1990 aan de Voorzitter van de Tweede Kamer der Staten-Generaal (Kamerstukken II, 1990-1991, 21 800-VI, nr.23)

In aansluiting op mijn brief van 1 oktober jl. (Kamerstukken II, 1990-1991, 21 800 VI nr.5) doe ik u, mede namens de Staatssecretaris van Welzijn, Volksgezondheid en Cultuur, hierbij toekomen de tekst van de procedure inzake de melding door artsen van gevallen van euthanasie of hulp bij zelfdoding. Deze tekst is opgesteld in overleg met en met instemming van de landelijke Overleggroep Openbaar Ministerie-Staatstoezicht op de Volksgezondheid en de Koninklijke Nederlandsche Maatschappij tot bevordering der Geneeskunst. De procureurs-generaal bij de gerechtshoven hebben inmiddels met deze tekst ingestemd en zullen deze bij brief van 2 november 1990 ter kennis brengen van de hoofdofficieren van justitie met het verzoek in de toekomst overeenkomstig de meldingsprocedure te handelen.
De Staatssecretaris van Welzijn, Volksgezondheid en Cultuur zal bevorderen dat deze tekst dezer dagen via de Geneeskundige Inspectie van het Staatstoezicht op de Volksgezondheid ter kennis wordt gebracht van de gemeentelijke lijkschouwers.

De Minister van Justitie,
E.M.H. Hirsch Ballin

Procedure inzake de melding van euthanasie of hulp bij zelfdoding

In grote lijnen dient de melding van een geval van euthanasie of hulp bij zelfdoding als volgt te verlopen:

a. In geval van overlijden van een patiënt, waarbij euthanasie is toegepast of sprake is van medische hulp bij zelfdoding, wordt door de behandelend arts geen verklaring van overlijden overeenkomstig het gestelde in de Wet op de lijkbezorging opgemaakt. Dat betekent dat de gemeentelijke lijkschouwer dient te worden gewaarschuwd, opdat deze zijn wettelijke taken kan verrichten. Hij verricht de uitwendige lijkschouw en vormt zich een oordeel over de doodsoorzaak. Hij neemt van de behandelend arts de volgende gegevens in ontvangst:
   - personalia patiënt en verloop van de ziekte
   - vorm, inhoud en tijdstip van het euthanasieverzoek of het verzoek om hulp bij zelfdoding:
   - de wijze waarop de euthanasie is toegepast of de hulp bij zelfdoding plaatsvond.

b. De gemeentelijke lijkschouwer brengt verslag uit aan de officier van justitie (de dienstdoend piketofficier van justitie) en meldt het geval. De lijkschouwer legt daarbij o.a. de hem verstrekte gegevens over.

c. Op grond van zijn overleg met de lijkschouwer en de hem verstrekte bescheiden beslist de officier van justitie of hij een verklaring van geen bezwaar tegen lijkbezorging kan afgeven. Indien de officier van justitie deze verklaring niet afgeeft, neemt hij een beslissing over de noodzaaik van het doen verrichten van een gerechtelijke sectie (mede in verband met de wijze van eventuele inbeslagneming van het stoffelijk overschot).
   Tevens beslist hij of een politieonderzoek geïndiceerd is. Nadat in daarvoor in aanmerking komende gevallen een gerechtelijke sectie is verricht, beslist de officier van justitie over het afgeven van een verklaring van geen bezwaar tegen lijkbezorging. Op grond van het eventuele sectierapport en de resultaten van het politieonderzoek beslist de officier van justitie over het instellen van een vervolging. Het verdient aanbeveling dat de officier van justitie en de regionaal inspecteur van het Staatstoezicht op de volksgezondheid overleggen alvorens eerstgenoemde een beslissing neemt over de

vervolging. Met betrekking tot het (doen) verrichten van een gerechtelijke sectie, stelt het openbaar ministerie zich overigens terughoudend op. Een gerechtelijke sectie zal achterwege kunnen blijven met name indien de officier van justitie de overtuiging heeft dat niet is gehandeld in strijd met de bepalingen van het Wetboek van Strafrecht en de interpretatie die daaraan in de rechtspraak is gegeven.

Toelichting

ad.a. Met nadruk wordt gewezen op de noodzaak van inschakeling door de behandelend arts van de gemeentelijke lijkschouwer. Dit geldt zowel voor gevallen van euthanasie en hulp bij zelfdoding die zich binnen een ziekenhuis afspeelden, als voor die zich daarbuiten voordeden.
Voor melding door een arts die tevens in een kleine gemeente gemeentelijke lijkschouwer is, zal diens vervanger als lijkschouwer moeten worden ingeschakeld.

ad.b. Naast het medisch verslag van bevindingen vermeldt de lijkschouwer ten behoeve van de officier van justitie ook:
- de personalia van de overledene;
- de personalia van de behandelend arts;
- of de familie is ingelicht;
- de plaats waar het stoffelijk overschot zich bevindt;
- of het stoffelijk overschot is voorzien van een label ter identificatie

en, indien de euthanasie of hulp bij zelfdoding in een ziekenhuis is toegepast, of in teamverband tot euthanasie of hulp bij zelfdoding is besloten en zo ja, wie de leiding van dat team had.

ad.c. Wanneer de officier van justitie politieonderzoek nodig acht, is de brief van de procureurs-generaal bij de gerechtshoven aan de hoofdofficieren van justitie van oktober 1990 inzake het optreden van de politie bij de afhandeling van meldingen door artsen van gevallen van euthanasie of hulp bij zelfdoding van toepassing. Deze brief is als bijlage bij deze meldingsprocedure gevoegd.

4. Vereisten voor zorgvuldig medisch handelen, zoals opgenomen in het voorstel van Wet, houdende regelen met betrekking tot het zorgvuldig medisch handelen door een arts die zich beroept op overmacht bij levensbeindiging op uitdrukkelijk en ernstig verlangen van een patiënt (Kamerstukken II, 1987-1988, 20 383)

Artikel 6b van de Wet regelende de uitoefening der geneeskunst (Stb. 1865, 60)

1. Met behoud van zijn verantwoordelijkheid volgens de strafwet dient de arts die ingaat op het uitdrukkelijk en ernstig verlangen van een patiënt tot levensbeëindiging, daarbij de vereisten voor zorgvuldig medisch handelen in acht te nemen.
2. Als vereisten voor zorgvuldig medisch handelen, bedoeld in het eerste lid, kunnen worden beschouwd:

a. de arts heeft aan de patiënt voorlichting gegeven omtrent de situatie waarin deze zich bevindt, omtrent het te verwachten beloop en de eventuele mogelijkheden tot beïnvloeding daarvan, in het bijzonder ook omtrent behandelingen welke kunnen strekken tot het verlichten van zijn lijden;

b. de arts is nagegaan of en in hoeverre bij de patiënt de wens aanwezig is om diens naaste omgeving bij de besluitvorming te betrekken;

c. de arts is met de patiënt en met diens naaste omgeving, tenzij de patiënt tegen raadpleging daarvan bezwaar heeft, tot de overtuiging gekomen dat de patiënt zijn verzoek om levensbeëindiging heeft gedaan en gehandhaafd in vrijwilligheid en na zorgvuldige overweging;

d. indien de patiënt niet langer in staat is zijn wil te uiten, maar voordat hij in die staat geraakte een schriftelijke verklaring, inhoudende een verzoek om levensbeëindiging, heeft afgelegd, mag op deze verklaring, indien niet ouder dan vijf jaar, acht worden geslagen als uitdrukking van de wil van de patiënt, mits de arts de overtuiging heeft dat deze verklaring is afgelegd na zorgvuldige overweging en is gehandhaafd in vrijwilligheid;

e. de arts heeft een of meer andere artsen geraadpleegd tot wie hij niet in enig familieverband staat en van wie mag worden aangenomen dat zij een onafhankelijk oordeel kunnen geven;

f. de arts legt de feitelijke gang van zaken vast in een schriftelijk verslag waarin ten minste staat vermeld:
   - 1e. de feiten en omstandigheden bedoeld onder a tot en met e;
   - 2e. indien is afgezien van het raadplegen van de naaste omgeving van de patiënt omtrent het verzoek om levensbeëindiging en de hulpverlening, de redenen waarom dat is geschied;
   - 3e. de naam en de zienswijze van de door hem geraadpleegde andere arts of artsen.

Dit verslag moet gedurende vijf jaar worden bewaard en ter beschikking worden gesteld van de gemeentelijke lijkschouwer. Deze laatste geeft het verslag op diens verzoek aan de officier van justitie ter inzage.

3. Indien de patiënt minderjarig is, worden zijn wettelijke vertegenwoordigers steeds bij de besluitvorming betrokken. Indien dezen of één van hen zich niet met het verzoek om levensbeëindiging kunnen verenigen, blijft een beslissing daartoe achterwege.